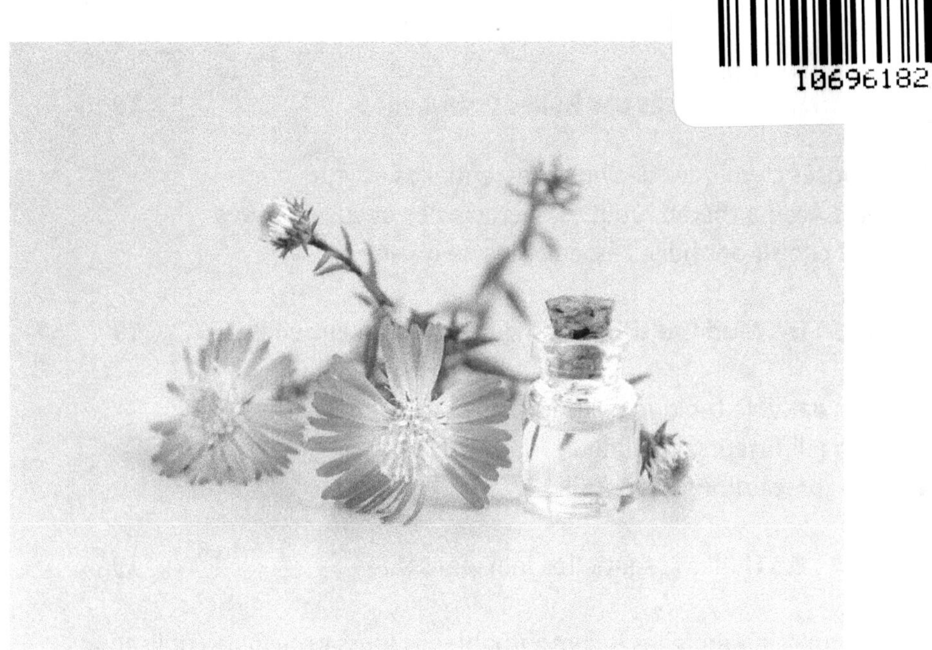

Les huiles essentielles sont comme des alliées naturelles, elles nous rappellent que même les petites choses peuvent avoir un grand impact sur notre bien-être.

<u>**Chapitre 1 : Introduction aux Huiles Essentielles**</u>

Qu'est-ce qu'une huile essentielle ?

Une huile essentielle est une substance volatile extraite de plantes aromatiques, généralement par le biais de méthodes d'extraction telles que la distillation à la vapeur d'eau ou l'expression à froid. Les huiles essentielles sont constituées de composés chimiques aromatiques qui donnent aux plantes leur parfum caractéristique, ainsi que leurs propriétés thérapeutiques et médicinales.

Ces composés chimiques incluent des terpènes, des cétones, des alcools, des esters, des aldéhydes et d'autres molécules spécifiques à chaque plante. Chaque huile essentielle possède une composition chimique unique qui détermine ses propriétés aromatiques et thérapeutiques.
Les huiles essentielles sont très concentrées, ce qui signifie qu'une petite quantité peut avoir un effet puissant. Elles sont largement utilisées en aromathérapie, qui est une forme de médecine alternative basée sur l'utilisation des huiles essentielles pour améliorer la santé physique, émotionnelle et mentale. Les huiles essentielles sont également utilisées dans l'industrie cosmétique, la parfumerie, la fabrication de produits de nettoyage naturels et dans d'autres applications.

Il est important de noter que les huiles essentielles sont très puissantes et doivent être utilisées avec précaution. Certaines huiles essentielles peuvent être irritantes pour la peau ou provoquer des réactions allergiques. Avant d'utiliser une huile essentielle, il est recommandé de faire des recherches approfondies, de consulter un professionnel de la santé ou un aromathérapeute qualifié, et de suivre les recommandations spécifiques pour chaque huile.

Histoire et origines des huiles essentielles

L'utilisation d'huiles essentielles remonte à l'Antiquité et est ancrée dans les pratiques traditionnelles de diverses cultures à travers le monde. Voici un aperçu de l'histoire et des origines des huiles essentielles :

Civilisations Anciennes :

Les Égyptiens sont parmi les premiers à avoir utilisé les huiles essentielles. Ils les utilisaient dans la fabrication de parfums, d'encens, et pour des rituels religieux et funéraires. Des hiéroglyphes et des inscriptions murales font référence à l'utilisation de plantes aromatiques.

Les civilisations anciennes de la Grèce et de Rome utilisaient également les huiles essentielles à des fins médicinales, cosmétiques et parfumées. Hippocrate, considéré comme le père de la médecine moderne, mentionnait déjà l'utilisation des huiles essentielles pour diverses affections.

Médecine Ayurvédique :

Dans la tradition ayurvédique en Inde, les huiles essentielles étaient utilisées pour leurs propriétés curatives dans le cadre de massages et de traitements de bien-être. L'aromathérapie est un élément important de la médecine ayurvédique.

Médecine Traditionnelle Chinoise :

En Chine, l'utilisation d'herbes aromatiques et de substances odorantes dans la médecine traditionnelle est documentée depuis des millénaires. Les huiles essentielles étaient souvent utilisées en combinaison avec l'acupuncture, le massage et d'autres thérapies.

Âge Moyen et Renaissance :

L'utilisation des huiles essentielles a continué à travers l'histoire médiévale en Europe. Les herboristes et les alchimistes utilisaient des distillations pour extraire les essences des plantes et les utilisaient à des fins médicinales et magiques.

Développements Modernes :

Au 20e siècle, la science moderne a apporté des avancées significatives dans la compréhension des composés chimiques présents dans les huiles essentielles. Les méthodes d'extraction et d'analyse se sont améliorées, permettant une meilleure compréhension de la composition et des propriétés des huiles essentielles.

L'aromathérapie moderne, telle que nous la connaissons aujourd'hui, a émergé au cours des dernières décennies. Des praticiens et chercheurs ont étudié en profondeur les effets des huiles essentielles sur la santé physique, émotionnelle et mentale.

Aujourd'hui, les huiles essentielles font partie intégrante de l'aromathérapie, de la médecine alternative et complémentaire, ainsi que de l'industrie cosmétique et de bien-être. Leur utilisation s'est développée de manière globale, tout en restant ancrée dans les traditions anciennes qui reconnaissaient déjà leurs bienfaits.

Méthodes d'extraction des huiles essentielles

Il existe plusieurs méthodes d'extraction des huiles essentielles à partir de plantes aromatiques. Chaque méthode a ses avantages et ses inconvénients, et le choix de la méthode dépend souvent du type de plante, de la quantité d'huile essentielle nécessaire et de la qualité souhaitée. Voici les méthodes d'extraction les plus courantes :

-Distillation à la vapeur d'eau : C'est la méthode d'extraction la plus répandue. Les plantes sont placées dans un alambic où de la vapeur d'eau est introduite. La vapeur passe à travers les plantes et vaporise les composés aromatiques. Ensuite, la vapeur chargée d'huile essentielle est refroidie et condensée, ce qui sépare l'huile essentielle de l'eau. L'huile flotte à la surface de l'eau et peut être recueillie.

-Expression à froid : Cette méthode est principalement utilisée pour extraire les huiles essentielles des agrumes comme les oranges, les citrons et les mandarines. Les zestes des fruits sont pressés pour libérer les huiles essentielles. C'est ainsi que l'on obtient l'huile essentielle d'agrumes.

-Extraction par solvant : Cette méthode est utilisée pour les plantes délicates dont la chaleur de la distillation pourrait altérer les composés aromatiques. Les plantes sont immergées dans un solvant organique qui extrait les huiles essentielles. Ensuite, le solvant est évaporé pour obtenir l'huile essentielle.

-Enfleurage : C'est une méthode traditionnelle utilisée pour les fleurs fragiles comme le jasmin et la rose. Les pétales de fleurs sont placés sur des plaques graissées (généralement avec de la graisse animale ou végétale) qui absorbent les huiles essentielles. Les plaques sont ensuite lavées avec de l'alcool pour extraire les huiles essentielles, puis l'alcool est évaporé pour obtenir l'essence absolue.

-CO2 supercritique : Cette méthode utilise du dioxyde de carbone (CO_2) dans un état supercritique (entre gaz et liquide) pour extraire les huiles essentielles. Elle permet d'obtenir des huiles de haute qualité car les températures plus basses préservent davantage les composés délicats.

Chaque méthode d'extraction a ses avantages et inconvénients en termes de rendement, de qualité de l'huile obtenue et d'impact sur l'environnement. Le choix de la méthode dépend du type de plante, des ressources disponibles et des exigences de qualité.

Les différentes applications des huiles essentielles

Les huiles essentielles ont de nombreuses applications en raison de leurs propriétés aromatiques, médicinales et cosmétiques. Voici un aperçu des différentes utilisations des huiles essentielles :

Aromathérapie :
 L'aromathérapie consiste à utiliser les arômes des huiles essentielles pour améliorer le bien-être physique, émotionnel et mental. Les huiles essentielles peuvent être diffusées dans l'air à l'aide de diffuseurs, inhalées directement ou ajoutées à des sprays d'ambiance pour créer une atmosphère apaisante, stimulante ou relaxante.

Soins de la peau : De nombreuses huiles essentielles possèdent des propriétés bénéfiques pour la peau. Elles peuvent être diluées dans des huiles porteuses (comme l'huile de coco, l'huile d'amande douce) pour créer des huiles de massage, des lotions ou des baumes pour nourrir la peau, traiter les imperfections cutanées et améliorer l'apparence générale.

Soins capillaires : Les huiles essentielles peuvent être ajoutées aux produits capillaires, tels que les shampooings et les revitalisants, pour stimuler la croissance des cheveux, prévenir la chute, traiter les problèmes du cuir chevelu et améliorer la brillance.

Bain relaxant : Ajouter quelques gouttes d'huiles essentielles dans l'eau du bain peut créer une expérience relaxante et apaisante. Les huiles essentielles de lavande, de camomille et d'encens sont populaires pour cette utilisation.

Massage : Les huiles essentielles peuvent être mélangées avec des huiles porteuses pour créer des mélanges de massage. Le massage aux huiles essentielles peut aider à soulager les tensions musculaires, à améliorer la circulation sanguine et à favoriser la détente.

Inhalation : Inhaler directement les vapeurs d'huiles essentielles peut avoir des effets bénéfiques sur la respiration, la concentration et les émotions. Certaines huiles essentielles, comme l'eucalyptus, peuvent être utilisées pour dégager les voies respiratoires.

Aromathérapie émotionnelle : Les huiles essentielles peuvent influencer les émotions et le bien-être mental. Certaines huiles essentielles, comme la bergamote, le bois de santal et la rose, sont utilisées pour soulager le stress, l'anxiété et la dépression.

Nettoyage naturel : Les propriétés antibactériennes, antifongiques et antivirales de certaines huiles essentielles en font des agents de nettoyage naturels. Elles peuvent être ajoutées à des produits de nettoyage faits maison pour désinfecter les surfaces.

Préparations culinaires : Certaines huiles essentielles alimentaires de qualité peuvent être utilisées avec parcimonie pour ajouter des arômes naturels aux plats et aux boissons.

Soins médicaux : Les huiles essentielles sont parfois utilisées en médecine alternative pour soulager diverses affections, telles que les maux de tête, les douleurs musculaires, les problèmes digestifs, etc. Cependant, l'utilisation médicinale des huiles essentielles doit être pratiquée avec précaution et en consultation avec un professionnel de la santé qualifié.

Il est important de noter que les huiles essentielles sont puissantes et doivent être utilisées avec précaution. Avant d'utiliser une huile essentielle, il est conseillé de faire des recherches, de consulter un professionnel de la santé ou un aromathérapeute qualifié et de respecter les dosages recommandés.

Les composés chimiques des huiles essentielles et leurs effets

Les huiles essentielles sont constituées de divers composés chimiques qui leur confèrent leurs propriétés aromatiques et thérapeutiques spécifiques. Voici quelques groupes de composés chimiques communs trouvés dans les huiles essentielles et leurs effets associés :

Terpènes : Les terpènes sont les composés les plus courants dans les huiles essentielles. Ils comprennent les monoterpènes et les sesquiterpènes. Certains terpènes ont des propriétés antibactériennes, antifongiques et anti-inflammatoires. Par exemple, le limonène et le pinène sont des monoterpènes présents dans de nombreuses huiles essentielles aux propriétés revigorantes et anti-inflammatoires.

Cétones : Les cétones ont des propriétés expectorantes et mucolytiques, ce qui les rend utiles pour les problèmes respiratoires. Cependant, ils doivent être utilisés avec prudence car certains cétones peuvent être toxiques à fortes doses. Par exemple, la cétone camphrée dans l'huile essentielle de romarin peut aider à dégager les voies respiratoires.

Alcools : Les alcools possèdent des propriétés antibactériennes, antivirales et stimulantes immunitaires. L'alcool terpénique, par exemple, présent dans l'huile essentielle de tea tree, est connu pour ses propriétés antimicrobiennes.

Esters : Les esters ont des effets calmants et relaxants, ce qui les rend idéaux pour les soins de la peau et la relaxation. L'acétate de linalyle, présent dans l'huile essentielle de lavande, contribue à ses propriétés apaisantes.

Aldehydes : Les aldehydes ont des propriétés antifongiques et sédatives. Par exemple, l'aldéhyde citral dans les huiles essentielles de citronnelle et de lemongrass possède des propriétés antifongiques.

Phénols : Les phénols ont des propriétés antimicrobiennes et antiseptiques puissantes. Ils doivent être utilisés avec précaution car ils peuvent être irritants pour la peau. Le thymol dans l'huile essentielle de thym est un exemple de phénol aux propriétés antimicrobiennes.

Oxydes : Les oxydes ont des propriétés expectorantes et antivirales. Ils sont utiles pour soutenir la respiration et le système immunitaire. L'oxyde de 1,8 cinéole, présent dans l'huile essentielle d'eucalyptus, est connu pour ses propriétés respiratoires.

Cétones monoterpéniques : Ces composés ont des effets expectorants et antiviraux. Par exemple, le pinocamphone présent dans l'huile essentielle de sarriette est utilisé pour ses propriétés anti-infectieuses.

Chaque huile essentielle a sa propre combinaison unique de composés chimiques, ce qui lui confère des propriétés spécifiques. Lors de l'utilisation d'huiles essentielles, il est important de comprendre les effets des composés chimiques pour choisir les huiles adaptées à vos besoins et d'utiliser les huiles de manière sûre et responsable.

Propriétés aromathérapeutiques, médicinales et cosmétiques

Les huiles essentielles possèdent un large éventail de propriétés aromathérapeutiques, médicinales et cosmétiques en raison de leurs composés chimiques spécifiques. Voici un aperçu des différentes propriétés et de leurs utilisations associées :

Propriétés Aromathérapeutiques :

Apaisant : Certaines huiles essentielles, comme la lavande et la camomille, ont des propriétés relaxantes et apaisantes. Elles peuvent aider à réduire le stress, l'anxiété et favoriser le sommeil.

Stimulant : Des huiles comme la menthe poivrée et le romarin ont des effets stimulants qui peuvent aider à améliorer la concentration, la vigilance et l'énergie.

Équilibrant : Les huiles essentielles comme la bergamote et le géranium sont utilisées pour équilibrer les émotions et favoriser une humeur positive.

Réconfortant : Certaines huiles essentielles, comme l'encens et le bois de santal, sont souvent utilisées pour créer une atmosphère de tranquillité et de réconfort.

Revigorant : Des huiles comme le citron et l'orange ont des arômes frais et vivifiants qui peuvent aider à stimuler l'esprit et l'humour.

2-Propriétés Médicinales :

Antiseptique et antibactérien : De nombreuses huiles essentielles, dont le tea tree, le thym et l'origan, possèdent des propriétés antiseptiques et antibactériennes, utiles pour le traitement des infections cutanées et respiratoires.

Anti-inflammatoire : Certaines huiles essentielles, comme la lavande, la camomille et l'encens, ont des propriétés anti-inflammatoires et peuvent être utilisées pour soulager les douleurs musculaires et articulaires.

Expectorant : Les huiles essentielles telles que l'eucalyptus et le ravintsara ont des propriétés expectorantes, ce qui signifie qu'elles peuvent aider à dégager les voies respiratoires et soulager la congestion.

Digestif : Des huiles comme la menthe poivrée et la cardamome peuvent aider à soulager les problèmes digestifs tels que les ballonnements, les nausées et l'indigestion.

Cicatrisant : Certaines huiles, comme l'huile essentielle de rose musquée, ont des propriétés régénératrices qui favorisent la guérison et la régénération de la peau.

3-Propriétés Cosmétiques :

Hydratant : Des huiles comme l'huile essentielle de géranium peuvent être ajoutées à des produits cosmétiques pour hydrater et adoucir la peau.

Anti-âge : Certaines huiles, comme l'huile essentielle de bois de santal, sont utilisées pour leurs propriétés anti-âge, aidant à prévenir les signes du vieillissement cutané.

Éclaircissant : Certaines huiles essentielles, comme l'huile essentielle de citron, peuvent aider à éclaircir la peau et à réduire les taches pigmentaires.

Anti-acné : L'huile essentielle de tea tree est connue pour ses propriétés antibactériennes et peut être utilisée pour traiter l'acné et les imperfections cutanées.

Revitalisant capillaire : Certaines huiles essentielles, comme l'huile essentielle de romarin, sont utilisées dans les produits capillaires pour renforcer les cheveux et favoriser la croissance.

Il est important de noter que les effets des huiles essentielles peuvent varier en fonction de la concentration, de la qualité de l'huile et de la sensibilité individuelle. Lors de l'utilisation d'huiles essentielles à des fins thérapeutiques ou cosmétiques, il est recommandé de suivre les recommandations spécifiques et de consulter un professionnel de la santé ou un aromathérapeute en cas de doute.

Comment choisir des huiles essentielles de qualité

Le choix d'huiles essentielles de qualité est essentiel pour garantir leur efficacité et leur sécurité. Voici quelques conseils pour vous aider à choisir des huiles essentielles de haute qualité :

Origine et Culture : Optez pour des huiles essentielles provenant de plantes cultivées dans leur habitat naturel. Les plantes cultivées dans des conditions idéales ont tendance à produire des huiles de meilleure qualité.

Plantes Botaniquement Identifiées : Assurez-vous que l'huile essentielle est issue de la bonne espèce botanique. Les noms latins des plantes sur l'étiquette vous indiqueront l'espèce exacte.

Méthode d'Extraction : Privilégiez les huiles essentielles extraites par distillation à la vapeur ou par pression à froid pour préserver les composés actifs. Évitez les huiles essentielles obtenues par solvant ou par distillation avec des produits chimiques.

Nom du Chémotype : Certaines huiles essentielles, comme l'huile essentielle de thym, peuvent avoir différentes variétés chimiques (chémotypes) qui présentent des propriétés différentes. Vérifiez que le chémotype est spécifié sur l'étiquette.

Ingrédients : Lisez attentivement l'étiquette pour vous assurer que l'huile essentielle ne contient que l'huile pure de la plante et aucun ajout synthétique.

Flacon en Verre Foncé : Les huiles essentielles sont sensibles à la lumière et à l'oxydation. Choisissez des huiles essentielles conservées dans des flacons en verre foncé pour protéger leur intégrité.

Réputation du Fabricant : Optez pour des marques réputées et respectées dans le domaine de l'aromathérapie. Faites des recherches sur le fabricant et consultez les avis des utilisateurs.

Essais Indépendants : Certaines marques soumettent leurs huiles essentielles à des tests de pureté et de qualité par des laboratoires indépendants. Recherchez ces informations sur le site web du fabricant.

Prix : Les huiles essentielles de qualité sont généralement plus chères car elles nécessitent une grande quantité de matière végétale pour produire une petite quantité d'huile. Soyez méfiant envers les huiles essentielles vendues à des prix très bas.

Réputation et Avis : Consultez les avis et les retours d'autres utilisateurs pour obtenir des informations sur la qualité et l'efficacité des huiles essentielles.

En général, il est conseillé de faire preuve de prudence et de faire des recherches approfondies avant d'acheter des huiles essentielles. Si possible, consultez un aromathérapeute qualifié qui peut vous guider dans le choix des huiles essentielles appropriées en fonction de vos besoins.

Utilisation par voie topique : dilution, massages, applications

L'utilisation par voie topique des huiles essentielles implique l'application directe sur la peau. Cependant, il est important de prendre des précautions pour éviter les irritations ou les réactions indésirables. Voici quelques conseils pour utiliser les huiles essentielles par voie topique de manière sûre et efficace :

Dilution : Les huiles essentielles sont très puissantes et peuvent causer des irritations cutanées si elles sont utilisées pures. Il est recommandé de diluer les huiles essentielles dans une huile porteuse avant de les appliquer sur la peau. Les huiles porteuses courantes incluent l'huile de coco, l'huile d'amande douce, l'huile de jojoba, etc. Pour la plupart des adultes, une dilution de 1 à 2 % (1 à 2 gouttes d'huile essentielle pour 1 cuillère à soupe d'huile porteuse) est généralement sûre. Pour les enfants, les personnes âgées ou les personnes ayant une peau sensible, une dilution plus faible est recommandée.

Patch de Test : Avant d'appliquer une nouvelle huile essentielle sur une grande surface de peau, effectuez un patch de test. Appliquez une petite quantité diluée sur l'intérieur de votre poignet et observez toute réaction pendant au moins 24 heures.

Massage : Les massages avec des huiles essentielles diluées peuvent être relaxants et bénéfiques pour la circulation sanguine. Mélangez les huiles essentielles avec l'huile porteuse de votre choix et massez doucement la zone ciblée. Les massages peuvent également aider à absorber les huiles essentielles dans la circulation sanguine.

Applications Locales : Certaines huiles essentielles peuvent être appliquées localement pour cibler des problèmes spécifiques, comme les maux de tête, les douleurs musculaires ou les boutons. Assurez-vous de bien diluer l'huile essentielle et d'appliquer avec précaution.

Évitez les Zones Sensibles : Évitez d'appliquer des huiles essentielles près des yeux, des oreilles, des narines, de la bouche et des parties génitales. Ces zones sont sensibles et peuvent réagir fortement aux huiles essentielles.

Utilisation Sélective : Chaque huile essentielle a ses propres propriétés et avantages. Choisissez les huiles essentielles en fonction de vos besoins. Par exemple, certaines huiles essentielles sont apaisantes, tandis que d'autres sont stimulantes.

Réactions Allergiques : Si vous remarquez une rougeur, une irritation, des démangeaisons ou toute autre réaction indésirable après l'application d'une huile essentielle, arrêtez immédiatement son utilisation et rincez abondamment avec de l'eau.

Consultez un Professionnel : Si vous avez des problèmes de santé existants, si vous êtes enceinte ou si vous allaitez, il est recommandé de consulter un professionnel de la santé ou un aromathérapeute avant d'utiliser des huiles essentielles par voie topique.
Gardez à l'esprit que chaque personne peut réagir différemment aux huiles essentielles. Il est donc important de commencer par de petites quantités et de surveiller attentivement toute réaction.

Inhalation : diffuseurs, inhalateurs, vapeurs

L'inhalation des huiles essentielles est une méthode populaire pour profiter de leurs bienfaits thérapeutiques et aromatiques. Voici quelques façons courantes d'utiliser les huiles essentielles par inhalation :

Diffuseurs : Les diffuseurs sont des appareils conçus pour disperser les huiles essentielles dans l'air, créant ainsi une atmosphère parfumée et bénéfique. Il existe différents types de diffuseurs, notamment les diffuseurs à ultrasons, les diffuseurs à chaleur douce et les diffuseurs à nébulisation. Les diffuseurs à ultrasons sont les plus courants et fonctionnent en mélangeant les huiles essentielles avec de l'eau, puis en les diffusant sous forme de fine brume. Cela permet de répandre les arômes dans l'air tout en préservant les propriétés des huiles.

Inhalateurs Personnels : Les inhalateurs personnels sont de petits dispositifs portables qui contiennent un tampon ou une mèche imbibée d'huiles essentielles. Ils sont pratiques pour inhaler discrètement les huiles essentielles lorsque vous êtes en déplacement. Les inhalateurs sont souvent utilisés pour des besoins spécifiques tels que le soulagement des maux de tête ou la gestion du stress.

Vapeurs : Pour inhaler les vapeurs des huiles essentielles, vous pouvez ajouter quelques gouttes d'huile essentielle dans un bol d'eau chaude, puis inhaler doucement les vapeurs en plaçant une serviette sur votre tête pour retenir les vapeurs. Cette méthode peut être utile pour dégager les voies respiratoires en cas de congestion nasale.

Bains de Vapeur : Ajouter quelques gouttes d'huiles essentielles à un bol d'eau chaude et inhaler les vapeurs en plaçant votre visage au-dessus du bol tout en vous couvrant la tête avec une serviette. Cette méthode peut être bénéfique pour soulager la congestion et les problèmes respiratoires.

Mouchoirs ou Tissus : Vous pouvez ajouter quelques gouttes d'huiles essentielles sur un mouchoir en tissu et inhaler les arômes à tout moment. C'est une option pratique pour un soulagement rapide du stress ou des maux de tête.

L'inhalation d'huiles essentielles peut avoir des effets bénéfiques sur le système respiratoire, le bien-être émotionnel et mental, ainsi que sur la relaxation. Cependant, il est important de ne pas surcharger l'air avec trop d'huiles essentielles, car cela peut être irritant. Respectez toujours les recommandations spécifiques pour le type d'huile essentielle et le type de diffusion que vous utilisez.

Ingestion : précautions et conseils

L'ingestion d'huiles essentielles est une méthode d'utilisation plus controversée et nécessite des précautions particulières. Les huiles essentielles sont extrêmement concentrées et puissantes, et certaines peuvent être toxiques si elles sont ingérées sans précaution. Voici quelques précautions et conseils à prendre en compte si vous envisagez d'ingérer des huiles essentielles :

Consultez un Professionnel de la Santé : Avant d'ingérer des huiles essentielles, il est fortement recommandé de consulter un professionnel de la santé qualifié, comme un médecin ou un aromathérapeute. Ils peuvent vous guider sur les huiles essentielles appropriées, les dosages sûrs et les méthodes d'administration.

Utilisez des Huiles Essentielles Alimentaires : Si vous envisagez d'ingérer des huiles essentielles, assurez-vous qu'elles sont spécifiquement indiquées comme "huiles essentielles alimentaires" et qu'elles sont produites dans des conditions répondant aux normes alimentaires.

Dilution : Même pour l'ingestion, les huiles essentielles doivent généralement être diluées. Une goutte d'huile essentielle pure est souvent beaucoup plus concentrée que ce qui est nécessaire. Vous pouvez diluer les huiles essentielles dans une cuillère à café d'huile d'olive ou de miel, ou les ajouter à des boissons.

Dosage Précis : Suivez strictement les dosages recommandés par un professionnel de la santé. Une petite quantité d'huile essentielle peut avoir un impact important, il est donc crucial de ne pas dépasser les doses recommandées.

Sensibilité Individuelle : Les réactions aux huiles essentielles peuvent varier en fonction de la sensibilité individuelle. Commencez toujours avec de petites quantités pour observer comment votre corps réagit.

Évitez les Huiles Hautement Toxiques : Certaines huiles essentielles, comme l'huile essentielle de thuya, de sauge officinale et d'arbre à thé, sont potentiellement toxiques lorsqu'elles sont ingérées. Évitez de consommer ces huiles.

Ne Jamais Avaler Directement : Ne jamais avaler d'huile essentielle pure. Même les huiles essentielles de qualité alimentaire doivent être diluées avant l'ingestion.

Interactions Médicamenteuses : Certaines huiles essentielles peuvent interagir avec des médicaments. Si vous prenez des médicaments, consultez votre professionnel de la santé avant d'ingérer des huiles essentielles.

Gardez Hors de Portée des Enfants : Les huiles essentielles doivent être conservées hors de portée des enfants, en particulier si elles sont utilisées en interne.

Privilégiez d'Autres Méthodes : L'ingestion d'huiles essentielles n'est généralement pas nécessaire pour profiter de leurs bienfaits. Les méthodes d'inhalation et d'utilisation topique sont souvent plus sûres et tout aussi efficaces.

Chapitre 4 : Les Huiles Essentielles Indispensables

Liste des huiles essentielles incontournables et leurs principales utilisations

Huiles Essentielles Apaisantes et Relaxantes :

Lavande : Calme, sommeil, stress.
Camomille Romaine : Relaxation, anxiété, irritabilité.
Encens : Méditation, anxiété, apaisement.
Ylang-Ylang : Équilibre émotionnel, relaxation.
Bois de Santal : Apaisant, méditation, anxiété.

Huiles Essentielles Rafraîchissantes et Énergisantes :

Menthe Poivrée : Vitalité, concentration, maux de tête.
Citron : Énergie, nettoyage, concentration.
Romarin : Stimulation mentale, concentration.
Eucalyptus : Décongestion, énergie, clarté mentale.
Bergamote : Énergie, soulagement du stress.

Huiles Essentielles pour la Peau et les Cheveux :

Tea Tree : Antiseptique, acné, infections cutanées.
Lavande : Cicatrisation, irritations cutanées.
Géranium : Équilibrant, soins de la peau, cellulite.
Carotte : Régénération cutanée, anti-âge.
Romarin à Cinéole : Stimulation capillaire, cheveux gras.

Huiles Essentielles pour le Système Respiratoire :

Eucalyptus : Décongestion, sinusite, rhume.
Menthe Poivrée : Décongestion nasale, bronches.
Ravintsara : Soutien immunitaire, congestion.
Thym à Linalol : Antibactérien, infections respiratoires.
Pin Sylvestre : Décongestion bronchique, toux.

Huiles Essentielles pour la Digestion et le Confort Intestinal :

Menthe Poivrée : Digestion, nausées.
Gingembre : Digestion, mal des transports.
Camomille Romaine : Confort intestinal, coliques.
Fenouil : Digestion, flatulences.
Menthe des Champs : Confort digestif, ballonnements.

Huiles Essentielles pour le Système Musculaire et Articulaire :

Gaulthérie Couchée : Anti-inflammatoire, douleurs musculaires.
Romarin à Cinéole : Douleurs musculaires, circulation.
Poivre Noir : Chauffant, tensions musculaires.
Encens : Relaxant musculaire, douleurs.
Lavande : Détente musculaire, crampes.

Huiles Essentielles pour le Système Immunitaire :

Ravintsara : Soutien immunitaire, infections.
Tea Tree : Antibactérien, antifongique.
Eucalyptus Radiata : Antiviral, congestion.
Niaouli : Stimulant immunitaire, infections.
Citron : Détoxification, renforcement immunitaire.

Huiles Essentielles pour la Gestion des Émotions :

Encens : Calme, anxiété, méditation.
Ylang-Ylang : Équilibre émotionnel, aphrodisiaque.
Bergamote : Soulagement du stress, positivité.
Marjolaine à Coquilles : Réconfort, stress émotionnel.
Petitgrain : Calme, insomnie, nervosité.

Huiles Essentielles pour la Circulation :

Cyprès : Circulation veineuse, jambes lourdes.
Gingembre : Circulation sanguine, chaleur corporelle.
Romarin à Cinéole : Stimulation circulatoire.
Hélichryse Italienne : Circulation, hématomes.
Citron : Tonifiant circulatoire, drainage.

Huiles Essentielles pour la Concentration et la Clarté Mentale :

Romarin à Cinéole : Concentration, mémoire.
Menthe Poivrée : Clarté mentale, concentration.
Encens : Focalisation, méditation.
Rosemary Verbenone : Stimulant cérébral, créativité.
Cyprès : Clarté mentale, calme.

Huiles Essentielles pour le Sommeil et la Relaxation :

Lavande : Sommeil, relaxation, apaisement.
Camomille Romaine : Sommeil, relaxation profonde.
Encens : Sommeil réparateur, méditation.
Marjolaine à Coquilles : Relaxation, anxiété.
Mandarine : Relaxation, insomnie.

Huiles Essentielles pour le Système Lymphatique et la Détoxification :

Citron : Détoxification, purification.
Cyprès : Drainage lymphatique, rétention d'eau.
Romarin à Cinéole : Détoxification, stimulant.
Pamplemousse : Détoxification, élimination des toxines.
Genévrier : Détoxification, purification.

Huiles Essentielles pour le Système Endocrinien et Hormonal :

Sauge Sclarée : Équilibre hormonal, symptômes prémenstruels.
Géranium : Équilibre hormonal, règles douloureuses.
Basilic Sacré : Équilibre hormonal, stress.
Menthe Poivrée : Équilibre hormonal, symptômes menstruels.
Camomille Romaine : Apaisement hormonal, troubles menstruels.

Huiles Essentielles pour le Système Urinaire :

Genévrier : Système urinaire, rétention d'eau.
Cyprès : Système urinaire, rétention d'eau.
Romarin à Cinéole : Système urinaire, infections.
Lavande : Relaxation, inconfort urinaire.
Sauge Sclarée : Équilibre hormonal, régulation menstruelle.
Persil : Système urinaire, santé des reins

Huiles Essentielles pour les Soins Buccaux et Dentaires :

Menthe Poivrée : Fraîcheur, haleine, soins buccaux.
Clou de Girofle : Antiseptique, douleurs dentaires.
Tea Tree : Antiseptique, hygiène buccale.
Cannelle : Antimicrobien, gencives saines.

Huiles Essentielles pour les Animaux de Compagnie :

Lavande : Calme, apaisement, animaux stressés.
Tea Tree : Antiseptique, soins cutanés.
Camomille Romaine : Apaisement, nervosité.
Eucalyptus Radiata : Soutien respiratoire, décongestion.

N'oubliez pas que l'utilisation d'huiles essentielles chez les animaux nécessite des précautions et une dilution appropriée, car ils peuvent réagir différemment aux huiles essentielles par rapport aux humains. Il est recommandé de consulter un vétérinaire ou un spécialiste en aromathérapie animale avant d'utiliser des huiles essentielles sur vos animaux de compagnie.

Trousse personnalisée d' huiles essentielles indispensables pour Enfants, futures mamans, seniors

Trousse d'Huiles Essentielles pour Enfants :

Lavande: Apaisement, sommeil, piqûres d'insectes.
Camomille Romaine: Calme, anxiété, douleurs abdominales.
Mandarine: Relaxation, sommeil, anxiété.
Géranium: Soins cutanés doux, calme émotionnel.
Tea Tree: Soins cutanés, irritations, écorchures.
Ravintsara: Soutien immunitaire, congestion.

Trousse d'Huiles Essentielles pour Futures Mamans :

Camomille Romaine: Apaisement, détente.
Gingembre: Nausées matinales, digestion.
Lavande: Relaxation, sommeil, stress.
Encens: Méditation, calme, anxiété.
Orange Douce: Énergie, humeur positive.
Bois de Santal: Apaisement, équilibre émotionnel.

Trousse d'Huiles Essentielles pour Seniors :

Encens: Relaxation, soutien émotionnel.
Lavande: Relaxation, sommeil, apaisement.
Eucalyptus: Soutien respiratoire, clarté mentale.
Menthe Poivrée: Digestion, clarté mentale.
Romarin à Cinéole: Douleurs musculaires, concentration.
Orange Douce: Vitalité, humeur positive.

Assurez-vous de stocker vos huiles essentielles dans un endroit frais et sombre, à l'abri de la lumière directe du soleil. Utilisez des flacons en verre coloré pour protéger les huiles de la dégradation due à la lumière. Avant d'utiliser les huiles essentielles, faites toujours un test de patch pour éviter les réactions indésirables, et suivez les instructions de dilution appropriées, surtout pour les enfants et les femmes enceintes.

Rappelez-vous que chaque personne peut réagir différemment aux huiles essentielles, donc il est recommandé de faire des tests et de consulter un professionnel de la santé si vous avez des préoccupations spécifiques.

Astuces avec huiles essentielles personnes fragiles

Assurez-vous de respecter les dilutions recommandées et de faire un test de patch avant d'utiliser une nouvelle huile essentielle pour éviter les réactions indésirables.
<u>Spray Relaxant pour Enfants :</u>

Ingrédients :
30 ml d'eau distillée
10 gouttes d'huile essentielle de lavande
5 gouttes d'huile essentielle de mandarine

Instructions :
Mélangez les huiles essentielles avec l'eau distillée dans un flacon spray en verre.
Agitez bien avant chaque utilisation.
Vaporisez légèrement dans la chambre de l'enfant avant le coucher pour favoriser la détente et un sommeil paisible.

Bain Relaxant pour les Futures Mamans :

Ingrédients :
1/4 de tasse de lait en poudre
5 gouttes d'huile essentielle de camomille romaine
3 gouttes d'huile essentielle d'encens

Instructions :
Mélangez les huiles essentielles avec le lait en poudre.
Ajoutez le mélange au bain chaud et mélangez bien.
Profitez d'un bain relaxant pour soulager les tensions et favoriser le calme.

Roll-on Confort Musculaire pour Seniors :

Ingrédients :
10 ml d'huile de noix de coco fractionnée
3 gouttes d'huile essentielle de gaulthérie couchée
2 gouttes d'huile essentielle de romarin à cinéole
2 gouttes d'huile essentielle de lavande

*Instructions :*Dans un flacon roll-on en verre, mélangez les huiles essentielles
avec l'huile de noix de coco fractionnée.
Fermez le flacon et agitez doucement pour mélanger.
Appliquez sur les zones musculaires tendues en massant doucement.

Diffusion Revitalisante :

Ingrédients :

Diffuseur d'huiles essentielles
3 gouttes d'huile essentielle de citron
3 gouttes d'huile essentielle de menthe poivrée
2 gouttes d'huile essentielle de romarin à cinéole

Instructions :

Remplissez le diffuseur avec de l'eau selon les instructions du fabricant.
Ajoutez les gouttes d'huiles essentielles dans le diffuseur.
Allumez le diffuseur et profitez de l'arôme revitalisant dans l'air.

Ces recettes sont conçues pour des besoins spécifiques, mais n'hésitez pas à adapter les mélanges en fonction de vos préférences personnelles. En cas de doute, consultez un professionnel de la santé ou un aromathérapeute avant d'utiliser des huiles essentielles, en particulier pendant la grossesse, avec les enfants et pour les personnes âgées.

20 astuces simples et pratiques pour utiliser les huiles essentielles dans votre quotidien :

1. Diffuseur Relaxant : Utilisez un diffuseur pour créer une ambiance apaisante dans votre maison en diffusant des huiles essentielles comme la lavande, la camomille ou l'encens.

2. Inhalation Revigorante : Ajoutez quelques gouttes d'huile essentielle de menthe poivrée sur un mouchoir et inhalez pour un regain d'énergie.

3. Massage Apaisant : Mélangez quelques gouttes d'huile essentielle de lavande avec une huile de support et massez doucement les tempes pour soulager les maux de tête.

4. Spray Rafraîchissant : Créez un spray rafraîchissant en mélangeant de l'eau, de l'huile essentielle de citron et de menthe poivrée, puis vaporisez dans votre espace.

5. Bain Relaxant : Ajoutez quelques gouttes d'huile essentielle de camomille romaine ou de lavande à votre bain pour un moment de détente.
6. Détachant Naturel : Appliquez une goutte d'huile essentielle de citron sur les taches tenaces avant de laver les vêtements.

7. Répulsif Naturel : Utilisez de l'huile essentielle de citronnelle, de menthe poivrée ou de lavande pour repousser les insectes.

8. Rafraîchisseur d'Air : Ajoutez quelques gouttes d'huile essentielle de votre choix sur des boules de coton et placez-les dans les placards pour un air frais.

9. Soin des Pieds : Mélangez de l'huile essentielle de tea tree avec de l'huile de noix de coco et massez vos pieds pour des pieds en bonne santé.

10. Sachet Relaxant : Remplissez un petit sachet en tissu avec des herbes séchées et quelques gouttes d'huile essentielle de lavande, puis placez-le sous votre oreiller pour favoriser le sommeil.

11. Nettoyant Multi-Usage : Mélangez de l'eau, du vinaigre et quelques gouttes d'huile essentielle de citron pour un nettoyant naturel et désinfectant.

12. Soin Cutané : Ajoutez une goutte d'huile essentielle de tea tree à votre crème hydratante pour aider à traiter les imperfections cutanées.

13. Vapeurs Réconfortantes : Ajoutez quelques gouttes d'huile essentielle d'eucalyptus à un bol d'eau chaude et inhalez les vapeurs pour soulager la congestion nasale.

14. Massage Relaxant : Mélangez de l'huile essentielle de lavande avec une huile de support et massez les épaules pour réduire le stress.

15. Désodorisant Naturel : Placez quelques gouttes d'huile essentielle d'orange douce sur des boules de coton et placez-les dans vos chaussures pour éliminer les odeurs.

16. Soin Capillaire : Ajoutez quelques gouttes d'huile essentielle de romarin à votre shampooing pour stimuler la croissance des cheveux.

17. Calme Digestif : Massez l'abdomen avec une huile essentielle de gingembre diluée pour apaiser les maux d'estomac.

18. Soin des Lèvres : Mélangez une goutte d'huile essentielle de lavande avec de l'huile de noix de coco et appliquez sur les lèvres gercées.

19. Sachet Antimites : Placez des boules de coton imbibées d'huile essentielle de cèdre ou de lavande dans les placards pour éloigner les mites.

20. Spray Anti-Stress : Créez un spray relaxant en mélangeant de l'eau, de l'huile essentielle de bergamote et de lavande, puis vaporisez sur votre oreiller avant de dormir.

Ces astuces sont simples et polyvalentes, mais n'oubliez pas de faire des tests de patch et de consulter un professionnel de la santé si vous avez des préoccupations spécifiques.

Précautions et contre-indications pour chaque huile essentielle

Il est important de noter que chaque huile essentielle a ses propres précautions et contre-indications en raison de leur composition chimique unique. Voici un aperçu des précautions générales pour certaines huiles essentielles mentionnées précédemment. Cependant, il est fortement recommandé de consulter des sources fiables ou un professionnel de l'aromathérapie pour des conseils plus détaillés et personnalisés.

Lavande :
Précautions : Généralement considérée comme sûre pour une utilisation topique, mais peut provoquer des réactions allergiques chez certaines personnes. Évitez une utilisation excessive.
Contre-indications : Aucune connue à des dosages normaux.

Menthe poivrée :
Précautions : Évitez de l'appliquer sur la peau sensibilisée, près des yeux et sur les bébés et jeunes enfants. Les personnes souffrant de reflux gastro-œsophagien devraient éviter l'ingestion.
Contre-indications : Évitez pendant la grossesse et l'allaitement. Contre-indiquée pour les personnes souffrant d'épilepsie et les enfants de moins de 6 ans.

Arbre à thé :
Précautions : Utilisez avec précaution sur la peau sensible. Évitez tout contact avec les yeux.
Contre-indications : Aucune majeure, mais évitez une utilisation excessive.

Citron :
Précautions : L'application topique peut provoquer des réactions cutanées en cas d'exposition au soleil. Évitez de l'utiliser pur sur la peau.
Contre-indications : Aucune majeure, mais évitez une utilisation excessive et l'ingestion à fortes doses.

Eucalyptus :
Précautions : L'huile d'eucalyptus peut être toxique lorsqu'elle est ingérée à fortes doses. Ne convient pas aux jeunes enfants.
Contre-indications : Évitez pendant la grossesse et l'allaitement, ainsi que chez les enfants de moins de 6 ans.

Ravintsara :
Précautions : Peut provoquer des irritations cutanées chez certaines personnes.
Évitez de l'utiliser pure sur la peau.
Contre-indications : Aucune connue à des dosages normaux.

Camomille romaine :
Précautions : Évitez si vous êtes allergique aux plantes de la famille des
astéracées (comme la marguerite).
Contre-indications : Évitez pendant la grossesse.

Encens :
Précautions : Peut provoquer des irritations cutanées chez certaines personnes.
Évitez de l'utiliser pure sur la peau.
Contre-indications : Aucune majeure, mais évitez une utilisation excessive
pendant la grossesse.

Géranium :
Précautions : Utilisez avec précaution sur la peau sensible. Évitez tout contact
avec les yeux.
Contre-indications : Aucune majeure, mais évitez une utilisation excessive
pendant la grossesse.

Ylang-ylang :
Précautions : Peut provoquer des maux de tête ou des nausées en cas
d'utilisation excessive. Utilisez avec précaution sur la peau sensible.
Contre-indications : Aucune majeure, mais évitez une utilisation excessive
pendant la grossesse.

Ces informations sont un aperçu général des précautions et contre-indications.
Avant d'utiliser toute huile essentielle, il est crucial de faire des recherches
approfondies, de consulter des sources fiables et, si nécessaire, de demander
l'avis d'un professionnel de la santé ou d'un aromathérapeute qualifié.

Qu'est-ce qu'une synergie d'huiles essentielles ?

Une synergie d'huiles essentielles fait référence à la combinaison intentionnelle et équilibrée de plusieurs huiles essentielles différentes pour obtenir un effet synergique, c'est-à-dire un effet qui est plus puissant ou bénéfique que l'effet individuel de chaque huile utilisée séparément. Les huiles essentielles ont des compositions chimiques uniques et des propriétés spécifiques, et en les combinant judicieusement, vous pouvez créer des mélanges aromatiques et thérapeutiques qui répondent à des besoins spécifiques.

L'objectif d'une synergie d'huiles essentielles peut être de renforcer les propriétés thérapeutiques, d'optimiser l'arôme ou de cibler plusieurs problèmes de santé en même temps. Par exemple, si vous avez des problèmes de sommeil, vous pourriez créer une synergie en mélangeant des huiles essentielles apaisantes comme la lavande, le bois de santal et la camomille pour favoriser la relaxation et le sommeil profond.

Voici quelques exemples d'utilisation des synergies d'huiles essentielles :

Respiratoire : Une synergie d'huiles essentielles d'eucalyptus, de menthe poivrée et de ravintsara peut aider à dégager les voies respiratoires en cas de congestion.

Anti-stress : Mélanger des huiles essentielles de lavande, d'encens et de bergamote peut créer une synergie relaxante pour réduire le stress et l'anxiété.

Focus et concentration : Une synergie d'huiles essentielles de romarin, de citron et de menthe poivrée peut aider à stimuler la concentration mentale.

Soin de la peau : En combinant des huiles essentielles comme la lavande, la géranium et l'arbre à thé, vous pouvez créer une synergie pour soutenir la santé de la peau.

Digestion : Une synergie d'huiles essentielles de gingembre, de menthe poivrée et de cardamome peut aider à soulager les problèmes digestifs.

Lors de la création de synergies d'huiles essentielles, il est important de prendre en compte les propriétés individuelles de chaque huile, ainsi que les interactions potentielles entre elles. Certaines huiles essentielles peuvent ne pas bien se mélanger en raison de leurs compositions chimiques spécifiques. Il est recommandé de suivre les recommandations d'experts en aromathérapie ou de références fiables pour créer des synergies efficaces et sûres.

Les principes de base pour créer des synergies efficaces

Créer des synergies d'huiles essentielles efficaces nécessite de comprendre les propriétés, les profils aromatiques et les interactions entre les différentes huiles essentielles. Voici quelques principes de base à suivre pour créer des mélanges harmonieux et bénéfiques :

Compréhension des Propriétés : Familiarisez-vous avec les propriétés thérapeutiques de chaque huile essentielle que vous envisagez d'utiliser. Certaines huiles sont apaisantes, d'autres sont stimulantes, antiseptiques, etc. Assurez-vous que les propriétés des huiles que vous choisissez se complètent et répondent aux besoins que vous ciblez.

Profils Aromatiques : Les notes aromatiques des huiles essentielles sont classées en trois catégories : notes de tête, de cœur et de base. Créez un équilibre entre ces notes pour obtenir un mélange bien arrondi. Par exemple, une synergie pourrait inclure une huile essentielle de note de tête (fraîche), une de note de cœur (florale) et une de note de base (boisée).

Harmonisation des Arômes : Les huiles essentielles doivent harmoniser en termes d'arôme. Choisissez des huiles dont les parfums se complètent plutôt que de se concurrencer. Les combinaisons agréables peuvent créer une expérience aromatique plus agréable.

Équilibre des Intensités : Certaines huiles essentielles ont des arômes plus forts que d'autres. Veillez à maintenir un équilibre dans les proportions afin qu'aucune huile ne domine excessivement.

Thème ou Objectif : Identifiez l'objectif spécifique de votre synergie. Que voulez-vous accomplir avec ce mélange ? Cela guidera vos choix d'huiles essentielles.

Interaction Synergique : Choisissez des huiles essentielles dont les propriétés se renforcent mutuellement. Par exemple, si vous créez une synergie pour favoriser le sommeil, choisissez des huiles relaxantes et calmantes.

Concentration : Respectez les dosages recommandés pour chaque huile essentielle dans la synergie. Même les huiles essentielles bien tolérées peuvent causer des irritations si elles sont utilisées à des concentrations trop élevées.

Test et Ajustements : Créez de petites quantités de la synergie pour commencer. Faites un test cutané sur une petite zone avant une application plus étendue. Si nécessaire, ajustez les proportions pour obtenir l'effet souhaité.

Notez Vos Recettes : Notez les recettes de vos synergies réussies pour référence future. Cela vous aidera à reproduire les mélanges qui fonctionnent bien.

Sources Fiables : Lors de la création de synergies, consultez des livres d'aromathérapie fiables, des sites web respectés ou demandez conseil à des aromathérapeutes qualifiés.

L'importance des interactions entre les huiles essentielles

Les interactions entre les huiles essentielles sont un aspect crucial de l'aromathérapie et de la création de mélanges efficaces et sûrs. Les huiles essentielles ne sont pas simplement des substances isolées ; elles interagissent les unes avec les autres de différentes manières. Comprendre ces interactions est essentiel pour créer des synergies bénéfiques tout en évitant les mélanges qui pourraient être contre-productifs ou même nocifs. Voici l'importance des interactions entre les huiles essentielles :

Potentialisation des Propriétés : Lorsque les huiles essentielles sont combinées judicieusement, leurs propriétés thérapeutiques peuvent se potentialiser mutuellement. Par exemple, une huile ayant des propriétés anti-inflammatoires combinée avec une huile antiseptique peut créer un mélange puissant pour traiter les infections cutanées.

Équilibre et Harmonie : Les huiles essentielles peuvent avoir des arômes différents et des propriétés variées. Les interactions permettent de créer un équilibre et une harmonie dans un mélange, en combinant différentes notes aromatiques et propriétés pour obtenir un résultat global agréable et efficace.

Réduction des Effets Indésirables : Certaines huiles essentielles peuvent avoir des effets irritants ou provoquer des réactions allergiques chez certaines personnes. En combinant ces huiles avec d'autres huiles qui ont des propriétés apaisantes, vous pouvez réduire les risques d'effets indésirables.

<u>Amplification des Effets :</u>
Les interactions entre les huiles essentielles peuvent amplifier les effets thérapeutiques. Par exemple, une huile essentielle ayant des propriétés analgésiques combinée avec une huile anti-inflammatoire peut offrir un soulagement plus complet.

<u>Sélection des Huiles Compatibles</u> : Certaines huiles essentielles ne se marient pas bien ensemble en raison de leurs compositions chimiques. Comprendre ces incompatibilités permet d'éviter les mélanges qui pourraient altérer les propriétés des huiles ou même créer des produits potentiellement toxiques. Expérience Sensorielle : Les interactions entre les arômes des huiles essentielles peuvent créer des expériences sensorielles uniques. Les mélanges d'huiles essentielles qui sentent bon et équilibrent bien les notes aromatiques peuvent améliorer l'expérience globale de l'utilisateur.

<u>Sécurité</u> : Les interactions entre les huiles essentielles sont également importantes pour des raisons de sécurité. Certaines huiles essentielles peuvent renforcer ou affaiblir les effets d'autres huiles, ce qui peut avoir des conséquences sur la santé si elles ne sont pas utilisées correctement.

Comprendre les interactions entre les huiles essentielles est essentiel pour créer des mélanges aromatiques et thérapeutiques efficaces et sécuritaires. Avant de créer vos propres synergies, il est recommandé de faire des recherches approfondies, de consulter des sources fiables et, si nécessaire, de solliciter les conseils d'un aromathérapeute qualifié.

Synergies pour la détente et la relaxation

Voici quelques exemples de synergies d'huiles essentielles spécifiquement conçues pour favoriser la détente et la relaxation. Vous pouvez expérimenter avec ces mélanges dans vos diffuseurs, inhalateurs personnels, bains ou massages pour créer une atmosphère apaisante et apporter un soulagement du stress et de l'anxiété.

Synergie de Détente Profonde :

Lavande : 4 gouttes
Encens : 3 gouttes
Bergamote : 2 gouttes
Synergie Calmante pour le Sommeil :

Camomille romaine : 3 gouttes
Lavande : 3 gouttes
Mandarine : 2 gouttes

Synergie Relaxante des Sens :

Ylang-ylang : 3 gouttes
Géranium : 3 gouttes
Bois de santal : 2 gouttes
Synergie Apaisante du Stress :
Encens : 3 gouttes
Lavande : 3 gouttes
Petitgrain : 2 gouttes

Synergie Évasion Spa :

Lavande : 3 gouttes
Menthe poivrée : 2 gouttes
Orange douce : 2 gouttes

Synergie Relaxation Profonde :

Lavande : 3 gouttes
Encens : 2 gouttes

Marjolaine : 2 gouttes

Synergie Harmonie Intérieure :

Géranium : 3 gouttes
Bois de cèdre : 2 gouttes
Bergamote : 2 gouttes

Synergie Tranquillité Nocturne :

Lavande : 3 gouttes
Camomille romaine : 2 gouttes
Encens : 2 gouttes

Lors de la création de vos synergies, rappelez-vous de prendre en compte les propriétés individuelles de chaque huile essentielle, ainsi que les interactions potentielles. Vous pouvez ajuster les proportions en fonction de vos préférences aromatiques. Avant d'utiliser une nouvelle synergie, effectuez un test cutané sur une petite zone pour vous assurer qu'il n'y a pas de réaction indésirable. Si vous êtes enceinte, allaitez ou avez des problèmes de santé, consultez d'abord un professionnel de la santé avant d'utiliser des huiles essentielles.

Synergies pour renforcer le système immunitaire

Voici quelques exemples de synergies d'huiles essentielles qui peuvent aider à renforcer le système immunitaire en stimulant les défenses naturelles de votre corps. Ces mélanges peuvent être utilisés dans des diffuseurs, des inhalateurs personnels ou des applications topiques diluées pour soutenir votre bien-être général. N'oubliez pas de consulter un professionnel de la santé ou un aromathérapeute avant d'utiliser ces mélanges, surtout si vous avez des problèmes de santé préexistants ou si vous prenez des médicaments.

Synergie Immunité Renforcée :

Ravintsara : 3 gouttes
Eucalyptus radié : 2 gouttes
Tea tree (arbre à thé) : 2 gouttes
Citron : 2 gouttes

Synergie Vitalité Immunitaire :

Encens : 3 gouttes
Orange douce : 2 gouttes
Gingembre : 2 gouttes

Synergie Défense Naturelle :

Thym à linalol : 2 gouttes
Eucalyptus radié : 2 gouttes
Citron : 2 gouttes
Romarin à cinéole : 1 goutte

Synergie Bouclier Immunitaire :

Bois de cèdre : 2 gouttes
Thym à thujanol : 2 gouttes
Lavande : 2 gouttes

Synergie Fortifiant Immunitaire :

Ravintsara : 2 gouttes
Niaouli : 2 gouttes
Citron : 2 gouttes
Eucalyptus radié : 1 goutte

Synergie Défense Respiratoire :

Eucalyptus globulus : 2 gouttes
Ravintsara : 2 gouttes
Tea tree (arbre à thé) : 2 gouttes
Romarin à cinéole : 1 goutte

Synergie Énergie Immunitaire :

Bergamote : 2 gouttes
Encens : 2 gouttes
Tea tree (arbre à thé) : 2 gouttes
Romarin à cinéole : 1 goutte

Synergies pour la gestion du stress et des émotions

Voici quelques exemples de synergies d'huiles essentielles qui peuvent vous aider à gérer le stress, les émotions négatives et favoriser l'équilibre émotionnel. Ces mélanges peuvent être utilisés dans des diffuseurs, des inhalateurs personnels, des bains apaisants ou des massages relaxants. N'oubliez pas que les réponses aux huiles essentielles peuvent varier d'une personne à l'autre, alors ajustez les mélanges en fonction de vos préférences et de vos besoins.

Synergie Apaisante du Stress :

Lavande : 3 gouttes
Encens : 2 gouttes
Bergamote : 2 gouttes

Synergie Équilibre Émotionnel :

Ylang-ylang : 3 gouttes
Géranium : 2 gouttes
Orange douce : 2 gouttes

Synergie Sérénité Intérieure :
Encens : 3 gouttes
Bois de santal : 2 gouttes
Bergamote : 2 gouttes

Synergie Confiance en Soi :

Romarin à cinéole : 2 gouttes
Orange douce : 2 gouttes
Encens : 2 gouttes

Synergie Évasion du Stress :

Mandarine : 3 gouttes

Lavande : 2 gouttes
Encens : 2 gouttes

Synergie Anti-Anxiété :

Camomille romaine : 2 gouttes
Lavande : 2 gouttes
Bergamote : 2 gouttes

Synergie Positivité :

Encens : 2 gouttes
Citron : 2 gouttes
Géranium : 2 gouttes

Synergie Relaxation Emotionnelle :

Lavande : 3 gouttes
Orange douce : 2 gouttes
Encens : 2 gouttes

Rappelez-vous que la gestion du stress et des émotions peut être un processus personnel. Expérimentez avec ces synergies pour découvrir celles qui vous conviennent le mieux. Si vous avez des problèmes de santé mentale préexistants, il est recommandé de consulter un professionnel de la santé .

Synergies pour favoriser la concentration et la créativité

Voici quelques exemples de synergies d'huiles essentielles qui peuvent stimuler la concentration, la clarté mentale et la créativité. Ces mélanges peuvent être utilisés dans des diffuseurs, des inhalateurs personnels ou même appliqués en dilution sur les poignets ou les tempes pour soutenir vos activités cognitives. N'oubliez pas de prendre en compte les précautions et de consulter un professionnel de la santé si vous avez des problèmes de santé ou des préoccupations particulières.

Synergie Focalisation Mentale :

Romarin à cinéole : 3 gouttes
Menthe poivrée : 2 gouttes
Citron : 2 gouttes

Synergie Énergie Créative :

Encens : 2 gouttes
Bois de santal : 2 gouttes
Orange douce : 2 gouttes

Synergie Clarté d'Esprit :

Eucalyptus globulus : 2 gouttes
Romarin à cinéole : 2 gouttes
Citron : 2 gouttes

Synergie Concentration Profonde :

Basilic : 3 gouttes
Menthe poivrée : 2 gouttes
Encens : 2 gouttes

Synergie Créativité Inspirante :

Bergamote : 3 gouttes
Encens : 2 gouttes
Ylang-ylang : 2 gouttes

Synergie Stimulant Cérébral :

Romarin à cinéole : 3 gouttes
Menthe poivrée : 2 gouttes
Eucalyptus radié : 2 gouttes

Synergie Réflexion Profonde :

Bois de cèdre : 2 gouttes
Encens : 2 gouttes
Vétiver : 2 gouttes

Synergie Concentration Créative :

Basilic : 2 gouttes
Orange douce : 2 gouttes
Encens : 2 gouttes

Utilisez ces mélanges avec modération pour éviter toute surstimulation. Les huiles essentielles peuvent avoir des effets subtils mais puissants sur la concentration et la créativité. Si vous constatez une réaction indésirable, arrêtez immédiatement l'utilisation. Expérimentez avec différentes synergies pour découvrir celles qui vous aident le plus à rester concentré et créatif.

Synergies pour les soins de la peau et des cheveux

Voici quelques exemples de synergies d'huiles essentielles pour les soins de la peau et des cheveux. Les huiles essentielles peuvent être utilisées dans des produits de soins faits maison, des mélanges d'huiles de support et des traitements capillaires. Assurez-vous de toujours diluer les huiles essentielles dans une huile de support appropriée avant de les appliquer sur la peau ou les cheveux. Si vous avez des problèmes de peau ou de cuir chevelu préexistants, consultez un dermatologue avant d'utiliser des huiles essentielles.

Soins de la Peau :

Synergie Peau Claire :
Tea tree (arbre à thé) : 2 gouttes
Lavande : 2 gouttes
Encens : 1 goutte
Huile de support (jojoba, noix de coco, etc.) : 1 cuillère à soupe

Synergie Apaisante pour les Peaux Sensibles :

Camomille romaine : 2 gouttes
Lavande : 2 gouttes
Géranium : 1 goutte
Huile de support : 1 cuillère à soupe

Synergie Anti-Âge :

Encens : 2 gouttes
Géranium : 2 gouttes
Huile d'argan : 1 cuillère à soupe

Synergie Éclat de la Peau :

Orange douce : 2 gouttes
Bois de santal : 2 gouttes
Huile de support : 1 cuillère à soupe

Soins des Cheveux :

Synergie Cheveux Forts :

Romarin à cinéole : 3 gouttes
Lavande : 2 gouttes
Huile de jojoba : 1 cuillère à soupe

Synergie Cuir Chevelu Équilibré :

Tea tree (arbre à thé) : 2 gouttes
Lavande : 2 gouttes
Huile d'amande douce : 1 cuillère à soupe

Synergie Brillant et Vitalité :

Citron : 2 gouttes
Ylang-ylang : 2 gouttes
Huile de coco fractionnée : 1 cuillère à soupe

Synergie Apaisante du Cuir Chevelu :

Camomille romaine : 2 gouttes
Lavande : 2 gouttes
Huile d'argan : 1 cuillère à soupe

Ces synergies peuvent être personnalisées en fonction de vos besoins spécifiques et de vos préférences aromatiques. Veillez à toujours faire un test cutané avant une utilisation étendue pour éviter toute réaction indésirable. L'utilisation régulière et prudente des huiles essentielles dans vos soins de la peau et des cheveux peut contribuer à améliorer leur apparence et leur santé globale.

Chapitre 7 : Création et Préparation de Synergies

Étapes pour concevoir une synergie équilibrée

La création d'une synergie équilibrée d'huiles essentielles nécessite une approche réfléchie et des connaissances sur les propriétés et les interactions des huiles. Voici les étapes à suivre pour concevoir une synergie harmonieuse :

1. Définir l'Objectif : Identifiez l'objectif de votre synergie. Souhaitez-vous favoriser la détente, stimuler la concentration, soutenir la peau ou accomplir un autre but spécifique ?

2. Sélectionner les Huiles : Choisissez 3 à 5 huiles essentielles qui correspondent aux propriétés que vous recherchez. Recherchez des huiles qui ont des propriétés complémentaires pour atteindre l'objectif de votre synergie.

3. Connaître les Notes Aromatiques : Assurez-vous de sélectionner des huiles essentielles avec des notes aromatiques compatibles (tête, cœur, base) pour créer un arôme équilibré.

4. Équilibre des Propriétés : Répartissez les huiles essentielles en fonction de leurs propriétés principales. Assurez-vous d'avoir un équilibre entre les huiles relaxantes, stimulantes, apaisantes, etc.

5. Interaction et Compatibilité : Assurez-vous que les huiles essentielles que vous choisissez sont compatibles et interagissent bien ensemble. Certaines huiles peuvent ne pas se marier harmonieusement en raison de leurs compositions chimiques.

6. Évaluation des Intensités : Tenez compte de l'intensité aromatique de chaque huile essentielle. Évitez qu'une huile ne domine excessivement le mélange.

7. Dilution Appropriée : Si vous prévoyez d'utiliser la synergie sur la peau, assurez-vous de diluer les huiles essentielles dans une huile de support appropriée pour éviter les irritations.

8. Test de Senteur : Mélangez les huiles essentielles dans une coupelle et sentez le mélange pour évaluer l'arôme résultant.

9. Test Cutané : Si vous envisagez une utilisation topique, effectuez un test cutané sur une petite zone de peau pour vérifier les réactions indésirables.

10. Ajustements : Soyez prêt à ajuster les proportions si nécessaire. L'arôme peut évoluer au fil du temps, alors n'hésitez pas à réajuster votre synergie si vous ne l'aimez pas immédiatement.

11. Enregistrement : Notez la recette de votre synergie avec les proportions exactes pour référence future.

12. Expérimentation : Utilisez votre synergie dans un diffuseur, un inhalateur, un bain ou une application topique diluée pour expérimenter son effet.

La création de synergies équilibrées peut être un processus d'essais et d'erreurs, alors soyez patient et ouvert à ajuster vos mélanges en fonction de vos préférences et des résultats que vous observez.

Tableaux d'associations d'huiles essentielles pour différentes utilisations

Détente et Relaxation

Objectif	Huiles Essentielles
Détente profonde	Lavande, Encens, Bergamote
Favoriser le sommeil	Camomille romaine, Lavande, Mandarine
Relaxation des sens	Ylang-ylang, Géranium, Bois de santal
Soulagement du stress	Encens, Lavande, Petitgrain
Évasion Spa	Lavande, Menthe poivrée, Orange douce
Relaxation profonde	Lavande, Encens, Marjolaine
Harmonie intérieure	Géranium, Bois de cèdre, Bergamote
Tranquillité nocturne	Lavande, Camomille romaine, Encens

Soutien du Système Immunitaire

Objectif	Huiles Essentielles
Immunité renforcée	Ravintsara, Eucalyptus radié, Tea tree, Citron
Vitalité immunitaire	Encens, Orange douce, Gingembre
Défense naturelle	Thym à linalol, Eucalyptus radié, Citron, Romarin à cinéole
Bouclier immunitaire	Bois de cèdre, Thym à thujanol, Lavande
Fortifiant immunitaire	Ravintsara, Niaouli, Citron, Eucalyptus radié
Défense respiratoire	Eucalyptus globulus, Ravintsara, Tea tree, Romarin à cinéole
Énergie immunitaire	Bergamote, Encens, Tea tree, Romarin à cinéole

Gestion du Stress et des Émotions

Objectif	Huiles Essentielles
Apaisement du stress	Lavande, Encens, Bergamote
Équilibre émotionnel	Ylang-ylang, Géranium, Orange douce
Sérénité intérieure	Encens, Bois de santal, Bergamote
Confiance en soi	Romarin à cinéole, Orange douce, Encens
Évasion du stress	Mandarine, Lavande, Encens
Anti-anxiété	Camomille romaine, Lavande, Bergamote
Positivité	Encens, Citron, Géranium
Relaxation émotionnelle	Lavande, Orange douce, Encens

Concentration et Créativité

Objectif	Huiles Essentielles
Focalisation mentale	Romarin à cinéole, Menthe poivrée, Citron
Énergie créative	Encens, Bois de santal, Orange douce
Clarté d'esprit	Eucalyptus globulus, Romarin à cinéole, Citron
Concentration profonde	Basilic, Menthe poivrée, Encens
Créativité inspirante	Bergamote, Encens, Ylang-ylang
Stimulant cérébral	Romarin à cinéole, Menthe poivrée, Eucalyptus radié
Réflexion profonde	Bois de cèdre, Encens, Vétiver
Concentration créative	Basilic, Orange douce, Encens

Recettes de synergies pour des besoins spécifiques

Bien sûr, voici quelques recettes de synergies d'huiles essentielles pour des besoins spécifiques. Vous pouvez les adapter en fonction de vos préférences aromatiques et de vos besoins individuels. N'oubliez pas de diluer les huiles essentielles dans une huile de support appropriée si vous prévoyez une application topique.

Pour la Concentration et la Productivité :

Mélangez ces huiles essentielles dans un flacon compte-gouttes en verre foncé. Utilisez quelques gouttes dans un diffuseur pendant les périodes où vous avez besoin de vous concentrer.
4 gouttes de Romarin à cinéole
3 gouttes de Menthe poivrée
2 gouttes de Citron

Pour la Détente et la Relaxation avant le Coucher :

Ajoutez ces huiles essentielles à un diffuseur dans votre chambre pour favoriser un sommeil paisible.
3 gouttes de Camomille romaine
3 gouttes de Lavande
2gouttes de Encens

Pour Soulager le Stress et l'Anxiété :

Utilisez ce mélange d'huiles essentielles dans un diffuseur ou diluez-le dans une huile de support pour un massage apaisant.
3 gouttes de Bergamote
2 gouttes de Encens
2 gouttes de Petitgrain

Pour la Vitalité et l'Énergie :

Utilisez ce mélange pour vous donner un coup de pouce d'énergie naturelle.
3 gouttes d'Orange douce
2 gouttes de Citron
2 gouttes de Menthe poivrée

Pour les Soins de la Peau Acnéique :

Diluez ces huiles essentielles dans une huile de support et appliquez-les
localement sur les zones concernées.
2 gouttes de Tea tree (arbre à thé)
2 gouttes de Lavande
1 goutte de Encens

Pour les Soins Capillaires :

Ajoutez ces huiles essentielles à votre shampooing ou mélangez-les dans une
huile de support pour un soin capillaire revitalisant.
3 gouttes de Lavande
2 gouttes de Romarin à cinéole
2 gouttes de Ylang-ylang

Pour Favoriser la Confiance en Soi :

Utilisez ce mélange dans un diffuseur ou appliquez-le dilué sur vos poignets
avant une situation où vous avez besoin de confiance.
2 gouttes de Encens
2 gouttes de Romarin à cinéole
2gouttes de Orange douce

Pour le Soulagement des Douleurs Musculaires :

Diluez ces huiles essentielles dans une huile de support et massez doucement
la zone douloureuse.
3 gouttes de Lavande
2 gouttes de Menthe poivrée
2 gouttes de Romarin à cinéole

Réconfort physique et émotionnel

La bienveillance des huiles essentielles dans le soulagement des maux du corps et de l'esprit est un aspect puissant et bénéfique de l'aromathérapie. Les propriétés naturelles des huiles essentielles peuvent apporter un réconfort physique et émotionnel à différentes situations. Voici comment les huiles essentielles peuvent contribuer à soulager divers maux :

1. Stress et Anxiété : Les huiles essentielles comme la lavande, l'encens et la camomille romaine ont des propriétés calmantes qui peuvent réduire le stress et l'anxiété. Le simple fait de diffuser ces huiles peut aider à créer une atmosphère apaisante.

2. Douleurs Musculaires : Les huiles essentielles comme la gaulthérie et le romarin à cinéole possèdent des propriétés analgésiques et anti-inflammatoires. L'application topique de ces huiles diluées peut soulager les douleurs musculaires et articulaires.

3. Maux de Tête : L'huile essentielle de menthe poivrée est souvent utilisée pour soulager les maux de tête. Appliquée sur les tempes ou inhalée, elle peut contribuer à réduire les sensations de tension.

4. Congestion Nasale : Les huiles essentielles d'eucalyptus, de menthe poivrée et de thym peuvent aider à dégager les voies respiratoires en cas de congestion nasale. Les inhalations et les massages thoraciques avec des huiles diluées peuvent être utiles.

5. Sommeil : L'huile essentielle de lavande est réputée pour ses propriétés relaxantes qui favorisent un sommeil de qualité. Elle peut être utilisée en diffusion ou ajoutée au bain avant le coucher.

6. Nausées : L'huile essentielle de gingembre peut aider à soulager les nausées, que ce soit en diffusant son arôme ou en l'appliquant par voie topique.

7. Énergie et Concentration : Les huiles essentielles d'agrumes comme le citron, l'orange et le pamplemousse peuvent aider à stimuler l'énergie et la concentration. Leur arôme frais peut être diffusé ou inhalé.

8. Préoccupations de la Peau : Différentes huiles essentielles telles que la tea tree, la lavande et la camomille romaine peuvent être utilisées pour traiter des problèmes de peau tels que l'acné, les irritations et les rougeurs.

9. Relaxation et Méditation : L'encens et la lavande sont souvent utilisés lors de pratiques de relaxation et de méditation pour favoriser un état d'esprit calme et centré.

Soignez tous les maux du quotidien

Les huiles essentielles peuvent être utilisées pour soulager de nombreux maux du quotidien de manière naturelle. Cependant, il est important de noter que les huiles essentielles ne remplacent pas les traitements médicaux conventionnels et ne conviennent pas à toutes les situations. Voici quelques exemples de maux courants et les huiles essentielles qui pourraient aider à les soulager :

1. Maux de Tête : Utilisez de l'huile essentielle de menthe poivrée en l'appliquant diluée sur les tempes pour soulager les maux de tête.

2. Stress et Anxiété : L'huile essentielle de lavande, d'encens et de camomille romaine peut être diffusée pour favoriser la relaxation et réduire le stress.

3. Nausées : L'huile essentielle de gingembre peut aider à apaiser les nausées. Inhaler ou diffuser son arôme peut être efficace.
4. Congestion Nasale : Les huiles essentielles d'eucalyptus, de menthe poivrée et de thym peuvent être utilisées en inhalation ou en massage pour soulager la congestion.

5. Insomnie : Utilisez de l'huile essentielle de lavande en diffusion ou dans un bain avant le coucher pour favoriser le sommeil.

6. Douleurs Musculaires : Les huiles essentielles de gaulthérie, de romarin à cinéole et de lavande peuvent être appliquées en massage pour soulager les douleurs musculaires.

7. Problèmes Digestifs : L'huile essentielle de menthe poivrée peut aider à apaiser les troubles digestifs. Utilisez-la avec précaution, diluée.

8. Infections Cutanées Mineures : L'huile essentielle de tea tree peut être utilisée pour aider à traiter les infections cutanées mineures et les éraflures.

9. Énergie et Concentration : Les huiles essentielles d'agrumes comme le citron, l'orange et le pamplemousse peuvent stimuler l'énergie et la concentration lorsqu'elles sont diffusées.

10. Douleurs Légères : Les huiles essentielles de romarin à cinéole, de lavande et de camomille romaine peuvent être utilisées pour soulager de légères douleurs.

11. Mauvaise Humeur : Diffusez des huiles essentielles d'agrumes comme l'orange douce pour améliorer l'humeur et éclaircir l'esprit.

12. Irritations Cutanées : Utilisez l'huile essentielle de lavande, de camomille romaine ou de géranium pour apaiser les irritations cutanées mineures.

13. Bouffées de Chaleur : L'huile essentielle de sauge sclarée peut être utilisée en diffusion pour atténuer les bouffées de chaleur associées à la ménopause.

14. Nervosité : L'huile essentielle d'ylang-ylang peut être diffusée pour apaiser les sentiments de nervosité et favoriser la relaxation.

15. Répulsif Naturel : L'huile essentielle de citronnelle peut être utilisée pour repousser les moustiques. Ajoutez quelques gouttes à une bougie ou à un diffuseur.16. Brûlures Légères : L'huile essentielle de lavande peut être appliquée délicatement sur une brûlure légère pour apaiser la peau.

17. Ballonnements : L'huile essentielle de fenouil peut être utilisée pour soulager les ballonnements en l'appliquant diluée sur l'abdomen ou en l'inhalant.

18. Manque de Concentration : L'huile essentielle de romarin à cinéole peut être diffusée ou inhalée pour stimuler la concentration mentale.

19. Inconfort Digestif : L'huile essentielle de camomille romaine peut être diluée dans une huile de support et appliquée en massage pour soulager l'inconfort digestif.

20. Réconfort Émotionnel : L'huile essentielle de bergamote peut être utilisée pour équilibrer les émotions et favoriser un sentiment de réconfort.

21. Coups de Soleil : L'huile essentielle de lavande mélangée à une huile de support peut être appliquée sur les coups de soleil pour apaiser la peau.

22. Raideurs Articulaires : L'huile essentielle de romarin à cinéole peut être ajoutée à un bain chaud pour aider à soulager les raideurs articulaires.

23. Gestion des Crises de Panique : L'huile essentielle de bergamote ou de lavande peut être inhalée profondément pour calmer les crises de panique.

24. Réduction des Céphalées de Tension : L'huile essentielle de menthe poivrée diluée peut être appliquée sur les tempes pour soulager les céphalées de tension.

25. Amélioration de la Circulation : L'huile essentielle de cyprès peut être utilisée en massage pour stimuler la circulation sanguine.

26. Mains et Pieds Froids : L'huile essentielle de gingembre peut être diluée dans une huile de support et massée sur les mains et les pieds pour stimuler la circulation et réchauffer la peau.

27. Mal des Transports : L'huile essentielle de menthe poivrée peut être inhalée pour aider à réduire les sensations de nausée pendant les trajets.

28. Crampes Musculaires : L'huile essentielle de lavande mélangée à une huile de support peut être massée sur les muscles pour soulager les crampes.

29. Tonique Capillaire : L'huile essentielle de romarin à cinéole peut être ajoutée au shampooing pour stimuler la croissance des cheveux et améliorer la santé du cuir chevelu.

30. Gestion des Allergies : L'huile essentielle de citron peut être utilisée pour dégager les voies respiratoires et atténuer les symptômes d'allergies saisonnières.

31. Mal au Ventre : L'huile essentielle de menthe poivrée peut être utilisée en massage pour soulager les maux d'estomac.

32. Démangeaisons Cutanées : L'huile essentielle de lavande peut être appliquée diluée pour apaiser les démangeaisons causées par des piqûres d'insectes ou des irritations cutanées.

33. Gestion du Stress Post-Traumatique : L'huile essentielle de vétiver peut être utilisée en diffusion ou en application topique pour aider à gérer le stress post-traumatique.

34. Soutien au Système Immunitaire : L'huile essentielle de ravintsara peut être diffusée pour renforcer le système immunitaire pendant les périodes de rhumes et de grippes.

35. Apaisement des Douleurs Menstruelles : L'huile essentielle de sauge sclarée peut être utilisée pour soulager les douleurs menstruelles lorsqu'elle est appliquée diluée sur le bas-ventre.

36. Relaxation Avant le Coucher : L'huile essentielle de bergamote ou de camomille romaine peut être diffusée pour créer une atmosphère relaxante avant le coucher.

37. Aide à la Concentration : L'huile essentielle de pin sylvestre peut être inhalée pour améliorer la concentration et la clarté mentale.

38. Soulagement des Piqûres d'Insectes : L'huile essentielle de tea tree peut être appliquée diluée sur les piqûres d'insectes pour réduire les démangeaisons et l'inflammation.

Huiles Essentielles pour le Bien-être des Femmes

Nous allons explorer les huiles essentielles qui peuvent être particulièrement bénéfiques pour la santé et le bien-être des femmes. Les différentes phases de la vie d'une femme, des premières règles à la ménopause, peuvent présenter des défis uniques en termes de santé et d'équilibre émotionnel. Les huiles essentielles offrent des moyens naturels et efficaces de soutenir ces besoins spécifiques. Découvrons ensemble comment ces huiles peuvent contribuer à l'épanouissement des femmes.

1. Sauge Sclarée (Salvia sclarea)
Bienfaits : L'huile essentielle de sauge sclarée est souvent utilisée pour
équilibrer les hormones féminines, soulager les symptômes du syndrome
prémenstruel (SPM) et de la ménopause. Elle peut également aider à apaiser
les douleurs menstruelles et à favoriser un sommeil réparateur.

2. Géranium Rosat (Pelargonium graveolens)
Bienfaits : L'huile essentielle de géranium rosat est réputée pour ses propriétés
hormonales équilibrantes. Elle peut aider à réguler les fluctuations hormonales,
réduire l'irritabilité et favoriser une humeur équilibrée.

3. Camomille Romaine (Anthemis nobilis)
Bienfaits : L'huile essentielle de camomille romaine est apaisante pour le
système nerveux et peut aider à soulager les tensions émotionnelles, l'anxiété
et les sautes d'humeur souvent associées aux fluctuations hormonales.

4. Lavande (Lavandula angustifolia)
Bienfaits : L'huile essentielle de lavande est bénéfique pour favoriser la détente
et la gestion du stress. Elle peut également être utilisée pour soulager les maux
de tête qui peuvent accompagner les périodes menstruelles.

5. Huile d'Onagre (Oenothera biennis)
Bienfaits : L'huile d'onagre est extraite des graines de la plante et peut être
utilisée comme huile de support. Elle est riche en acides gras essentiels oméga-
6, ce qui en fait un choix populaire pour soutenir l'équilibre hormonal.

6. Romarin à Verbénone (Rosmarinus officinalis ct. verbénone)
Bienfaits : L'huile essentielle de romarin à verbénone peut aider à réguler les
cycles menstruels irréguliers et à atténuer les symptômes du syndrome
prémenstruel.
7. Bois de Rose (Aniba rosaeodora)
Bienfaits : L'huile essentielle de bois de rose est douce et apaisante. Elle peut
aider à soulager les tensions émotionnelles et à favoriser une humeur positive,
ce qui peut être particulièrement bénéfique pendant les périodes de stress.

8. Ylang-Ylang (Cananga odorata)

Bienfaits : L'huile essentielle d'ylang-ylang a des propriétés relaxantes et peut aider à soulager le stress, l'anxiété et l'irritabilité. Elle peut également favoriser la libido et l'épanouissement émotionnel.

9. Encens
(Boswellia serrata)
Bienfaits : L'huile essentielle d'encens peut soutenir l'équilibre émotionnel et aider à atténuer les sentiments de dépression et d'anxiété qui peuvent survenir à différents moments de la vie.

10. Bergamote (Citrus bergamia)
Bienfaits : L'huile essentielle de bergamote est équilibrante pour les émotions. Elle peut aider à soulager l'anxiété, à améliorer l'humeur et à encourager un sentiment de bien-être global.

L'utilisation prudente et régulière de ces huiles essentielles peut fournir un soutien précieux tout au long des différentes étapes de la vie d'une femme. Cependant, il est important de noter que chaque personne réagit différemment aux huiles essentielles, donc il est recommandé de tester une petite quantité et d'observer les réactions individuelles. Si vous avez des problèmes de santé spécifiques ou si vous êtes enceinte, il est conseillé de consulter un professionnel de la santé ou un aromathérapeute avant d'utiliser des huiles essentielles.

Rituel de Développement Personnel avec des Huiles Essentielles pour Connecter avec sa Féminité

Nous allons explorer des rituels de développement personnel qui intègrent l'utilisation d'huiles essentielles pour aider les femmes à se connecter avec leur féminité, à cultiver l'amour-propre et à renforcer leur épanouissement personnel. Les huiles essentielles ajoutent une dimension olfactive et sensorielle à ces rituels, créant ainsi une expérience holistique et enrichissante. Voici quelques rituels inspirants à incorporer dans votre routine :

1. Rituel Matinal d'Affirmations avec Huiles Essentielles :

Utilisation d'huile essentielle : Ylang-Ylang, pour favoriser la confiance en soi et l'amour-propre.
Commencez votre journée en vous tenant devant un miroir et en récitant des affirmations positives liées à votre féminité et à votre confiance en vous. Avant

de commencer, appliquez une goutte d'huile essentielle d'ylang-ylang sur vos poignets et respirez profondément. Récitez vos affirmations tout en vous imprégnant de l'arôme apaisant de l'huile. Laissez ces paroles renforcer votre estime de vous-même tout au long de la journée.

2. Rituel de Bain Apaisant aux Huiles Essentielles :

Utilisation d'huile essentielle : Lavande, pour la relaxation et la connexion intérieure.

Préparez un bain chaud et ajoutez quelques gouttes d'huile essentielle de lavande. Laissez-vous immerger dans l'eau parfumée et respirez profondément. Visualisez-vous relâcher toutes les tensions et les préoccupations, en vous connectant avec votre féminité intérieure. Prenez ce temps pour vous détendre, méditer ou simplement vous connecter avec votre essence.

3. Rituel de Méditation Guidée avec Huiles Essentielles :

Utilisation d'huile essentielle : Encens, pour la méditation profonde et la connexion spirituelle.

Allumez une bougie et préparez un espace calme pour la méditation. Appliquez une goutte d'huile essentielle d'encens sur votre poignet et respirez profondément. Utilisez cette huile pour vous ancrer dans le moment présent pendant la méditation. Visualisez-vous connecter avec votre féminité intérieure, en vous sentant en harmonie avec votre être profond. Laissez l'arôme de l'encens vous guider vers une méditation profonde et significative.

4. Rituel de Danse et de Mouvement avec Huiles Essentielles :

Utilisation d'huile essentielle : Orange Douce, pour l'énergie et la joie.

Choisissez une musique entraînante qui vous inspire et diffusez de l'huile essentielle d'orange douce dans la pièce. Commencez à danser librement, en laissant votre corps s'exprimer à travers le mouvement. L'arôme énergisant de l'orange douce peut stimuler vos sens et vous encourager à embrasser votre féminité avec joie et vitalité.

5. Rituel de Yoga avec Huiles Essentielles :

Utilisation d'huile essentielle : Géranium Rosat, pour l'équilibre émotionnel et l'harmonie.

Pratiquez une séance de yoga centrée sur l'ouverture du cœur et l'équilibre émotionnel. Avant de commencer, diffusez de l'huile essentielle de géranium rosat dans la pièce pour créer une atmosphère apaisante. Appliquez également une goutte d'huile essentielle de géranium sur votre poitrine. Pendant la pratique, concentrez-vous sur l'ouverture du cœur et sur l'acceptation de vous-même en tant que femme. Les propriétés équilibrantes du géranium peuvent renforcer votre lien avec votre féminité intérieure.

6. Rituel de Soins de la Peau avec Huiles Essentielles :

Utilisation d'huile essentielle : Rose, pour l'amour-propre et la beauté naturelle. Créez un rituel de soins de la peau en utilisant des produits naturels et enrichis en huile essentielle de rose. L'huile essentielle de rose est associée à l'amour-propre et à la beauté intérieure. Appliquez doucement les produits sur votre peau tout en prenant le temps de masser et de nourrir votre peau avec intention. Pendant ce rituel, réfléchissez à votre beauté naturelle et à la puissance de votre féminité.

7. Rituel de Relaxation avant le Coucher avec Huiles Essentielles :

Utilisation d'huile essentielle : Bois de Santal, pour la relaxation et la connexion intérieure.
Avant d'aller au lit, créez un rituel de relaxation en diffusant de l'huile essentielle de bois de santal dans votre chambre. Prenez quelques instants pour vous asseoir dans un endroit confortable et appliquer une goutte d'huile essentielle de bois de santal sur vos poignets. Fermez les yeux et respirez profondément, en vous connectant avec votre féminité intérieure et en permettant à toutes les préoccupations de la journée de se dissiper. Laissez-vous bercer dans un sommeil paisible et réparateur.

Ces rituels combinent les bienfaits des huiles essentielles avec des pratiques de développement personnel pour créer une expérience enrichissante de connexion avec sa féminité. N'oubliez pas de choisir des huiles essentielles de haute qualité et de respecter les précautions d'utilisation.

Les huiles essentielles à éviter dans certaines situations

Certaines huiles essentielles peuvent présenter des risques ou des contre-indications dans certaines situations, notamment en raison de leurs propriétés chimiques, de leur potentiel d'irritation ou de leur interaction avec des problèmes de santé spécifiques. Voici quelques exemples d'huiles essentielles à éviter dans certaines situations :

Grossesse :
Évitez l'utilisation d'huiles essentielles pendant le premier trimestre de la grossesse, sauf sous la supervision d'un professionnel de la santé.
Huiles à éviter : Sauge sclarée, Romarin, Thym, Origan, Basilic, Genévrier, Cannelle, Clou de girofle, Marjolaine.

Allergies et Sensibilités Cutanées :
Certaines huiles essentielles peuvent provoquer des réactions allergiques ou des irritations chez certaines personnes.
Huiles à éviter : Cannelle, Girofle, Moutarde, Thym, Origan, Ajowan.
Enfants et Bébés :

Certaines huiles essentielles peuvent être trop puissantes pour les enfants et les bébés.
Huiles à éviter pour les enfants de moins de 6 ans : Eucalyptus, Romarin, Menthe poivrée, Hivergreen.

Problèmes de Peau :
Certaines huiles essentielles peuvent aggraver certaines conditions de peau.
Huiles à éviter pour les peaux sensibles ou avec des problèmes de peau : Cannelle, Menthe poivrée, Romarin.

Problèmes Respiratoires :
Certaines huiles essentielles peuvent déclencher des problèmes respiratoires chez les personnes souffrant d'asthme ou d'autres conditions similaires.
Huiles à éviter pour les problèmes respiratoires : Menthe poivrée, Eucalyptus, Romarin.

Problèmes Cardiaques :
Certaines huiles essentielles peuvent augmenter la fréquence cardiaque ou la
pression artérielle.
Huiles à éviter pour les problèmes cardiaques : Romarin, Sauge sclarée, Thym,
Cyprès.

Interactions Médicamenteuses :
Certaines huiles essentielles peuvent interagir avec des médicaments,
augmentant ou diminuant leurs effets.
Si vous prenez des médicaments, consultez un professionnel de la santé avant
d'utiliser des huiles essentielles.

Ces listes ne sont pas exhaustives, et il est important de faire des recherches
approfondies ou de consulter un aromathérapeute qualifié ou un professionnel
de la santé avant d'utiliser des huiles essentielles, surtout si vous avez des
problèmes de santé préexistants ou si vous êtes enceinte. Chaque personne est
unique, et ce qui fonctionne pour l'un peut ne pas convenir à l'autre.

Précautions pour les femmes enceintes, les enfants et les animaux domestiques

Il est crucial de prendre des précautions particulières lors de l'utilisation
d'huiles essentielles autour de femmes enceintes, d'enfants et d'animaux
domestiques, car ces groupes peuvent être plus sensibles aux effets des huiles
essentielles. Voici quelques précautions à garder à l'esprit :

Femmes Enceintes :
Pendant le premier trimestre, il est généralement recommandé d'éviter
l'utilisation d'huiles essentielles, sauf sous la supervision d'un professionnel de
la santé.
Certaines huiles essentielles peuvent stimuler les contractions utérines et
doivent être évitées tout au long de la grossesse.
Évitez les huiles essentielles à potentiel abortif ou hormonale forte, comme la
sauge sclarée, la sauge officinale, le romarin à verbénone et la cannelle.
Optez pour des huiles douces et sûres comme la lavande, la camomille romaine
et l'encens, mais consultez toujours un professionnel de la santé avant
utilisation.

Enfants :
Les huiles essentielles doivent être utilisées avec parcimonie et à faible
concentration chez les enfants.
Les huiles essentielles à forte teneur en cétones (par exemple, menthe poivrée)
et en phénols (par exemple, clou de girofle) doivent être évitées chez les jeunes
enfants.
Privilégiez les huiles essentielles douces et adaptées aux enfants, comme la
lavande, la mandarine, la camomille romaine et l'orange douce.
Faites des tests cutanés avant d'utiliser de nouvelles huiles et surveillez les
réactions.

Animaux Domestiques :
Les animaux domestiques, en particulier les chats, ont un système métabolique
différent et peuvent être extrêmement sensibles aux huiles essentielles.
Les chats ne tolèrent pas certaines huiles essentielles, notamment la menthe
poivrée, l'arbre à thé (tea tree) et l'huile essentielle de girofle.
Évitez de diffuser des huiles essentielles en présence d'animaux domestiques,
car leur odorat est beaucoup plus développé que celui des humains.
Si vous souhaitez utiliser des huiles essentielles en présence d'animaux
domestiques, consultez un vétérinaire ou un aromathérapeute vétérinaire
expérimenté.

Gardez à l'esprit que les réactions aux huiles essentielles peuvent varier d'une
personne, d'un enfant ou d'un animal à l'autre. Il est toujours préférable de
consulter un professionnel de la santé, un aromathérapeute ou un vétérinaire
qualifié avant d'utiliser des huiles essentielles autour de femmes enceintes,
d'enfants et d'animaux domestiques.

Les interactions possibles avec les médicaments

Les huiles essentielles peuvent interagir avec certains médicaments en raison
de leurs composés chimiques actifs. Les interactions peuvent varier en fonction
du type de médicament, de l'huile essentielle utilisée et de la voie
d'administration. Voici quelques points à garder à l'esprit :

Interactions Courantes :

Anticoagulants (ex. : Warfarine) : Certaines huiles essentielles, comme l'huile essentielle de girofle et de cannelle, peuvent augmenter les effets anticoagulants. Évitez de les utiliser avec des anticoagulants sans supervision médicale.

Antidépresseurs et Anxiolytiques : Certaines huiles essentielles, comme le millepertuis et le citron, peuvent interagir avec les antidépresseurs et les anxiolytiques. Consultez votre professionnel de la santé avant utilisation.

Médicaments Hypotenseurs (pour la pression artérielle) : Certaines huiles essentielles, comme la lavande et le ylang-ylang, peuvent avoir un effet hypotenseur. Utilisez avec précaution si vous prenez des médicaments pour la pression artérielle.

Médicaments pour le Foie : Certaines huiles essentielles peuvent influencer les enzymes hépatiques et potentiellement affecter le métabolisme des médicaments pour le foie.

Conseils Généraux :
Avant d'utiliser des huiles essentielles, informez toujours votre professionnel de la santé de votre intention d'intégrer les huiles essentielles à votre routine, surtout si vous prenez des médicaments.
Évitez d'ingérer des huiles essentielles sans la supervision d'un professionnel de la santé. L'ingestion peut avoir des interactions potentielles avec des médicaments.
Si vous êtes sur des médicaments sensibles aux interactions, privilégiez l'utilisation topique ou aromatique des huiles essentielles.
Faites un test cutané avant d'utiliser une nouvelle huile essentielle pour éviter des réactions indésirables.
Les interactions peuvent être spécifiques aux individus. Certaines personnes peuvent être plus sensibles que d'autres aux interactions.
Consultez un aromathérapeute ou un professionnel de la santé qualifié si vous avez des préoccupations sur les interactions.
Il est important de noter que les huiles essentielles ne doivent pas être utilisées comme substitut aux médicaments prescrits par un professionnel de la santé.
Les interactions médicamenteuses sont complexes et dépendent de nombreux facteurs, donc il est essentiel de rechercher des informations spécifiques à votre situation et de consulter un professionnel de la santé en cas de doute.

Scénarios concrets d'utilisation de synergies d'huiles essentielles

Voici quelques scénarios concrets d'utilisation de synergies d'huiles essentielles pour divers besoins. Ces exemples vous donneront une idée de la manière dont les synergies peuvent être appliquées dans différentes situations :

1. Matin Énergisant : Vous avez du mal à vous réveiller le matin ? Créez une synergie d'huiles essentielles pour vous aider à commencer votre journée avec énergie et vitalité.
Mélangez 2 gouttes d'Orange douce, 2 gouttes de Menthe poivrée et 1 goutte de Romarin à cinéole dans un diffuseur.
Laissez le diffuseur fonctionner pendant 15 à 30 minutes pendant que vous préparez votre matinée.

2. Pause Détente au Bureau : Besoin d'une pause pour vous détendre et réduire le stress au bureau ? Une synergie apaisante peut vous aider à vous recentrer.
Appliquez une goutte de Lavande diluée sur vos poignets et respirez profondément.
Utilisez un inhalateur personnel contenant 2 gouttes de Encens et 2 gouttes de Mandarine pour une pause relaxante.

3. Soulagement des Maux de Tête : Si vous souffrez de maux de tête occasionnels, une synergie d'huiles essentielles peut vous apporter un soulagement naturel.
Mélangez 2 gouttes de Menthe poivrée, 2 gouttes de Lavande et 1 goutte de Camomille romaine dans une cuillère à soupe d'huile de support.
Massez doucement ce mélange sur vos tempes et votre front.

4. Soirée Relaxante : Créez une atmosphère apaisante pour vous détendre en fin de journée.
Ajoutez 3 gouttes de Lavande, 2 gouttes de Encens et 1 goutte de Ylang-ylang dans un diffuseur.
Laissez le diffuseur fonctionner pendant la soirée pour favoriser la relaxation.

5. Soutien Immunitaire en Hiver : Lorsque les saisons changent et que les rhumes circulent, une synergie pour soutenir votre système immunitaire peut être bénéfique.
Mélangez 3 gouttes de Ravintsara, 2 gouttes de Tea tree et 1 goutte de Citron dans une cuillère à soupe d'huile de support.
Appliquez ce mélange en massage léger sur votre poitrine et le haut de votre dos.

6. Concentration pendant l'Étude : Vous devez vous concentrer pour étudier ou travailler sur un projet ? Créez une synergie pour améliorer votre clarté mentale.
Diffusez 2 gouttes de Romarin à cinéole et 2 gouttes de Citron dans un diffuseur près de votre espace de travail.
Inhaler directement un mélange d'1 goutte de Menthe poivrée et 1 goutte de Romarin à cinéole à partir d'un mouchoir.

7. Sommeil Paisible : Si vous avez du mal à vous endormir, une synergie relaxante peut favoriser un sommeil paisible.
Ajoutez 3 gouttes de Camomille romaine, 2 gouttes de Lavande et 1 goutte de Encens à un diffuseur dans votre chambre.
Appliquez une goutte de Lavande diluée sur vos poignets avant de vous coucher.

Ces scénarios montrent comment les synergies d'huiles essentielles peuvent être adaptées à différentes situations et besoins. N'oubliez pas que les réponses aux huiles essentielles varient d'une personne à l'autre, alors n'hésitez pas à expérimenter pour trouver les mélanges qui fonctionnent le mieux pour vous.

Témoignages d'utilisateurs sur les bienfaits des synergies

Bien sûr, voici quelques exemples fictifs de témoignages d'utilisateurs sur les bienfaits des synergies d'huiles essentielles. Ces témoignages illustrent comment les personnes peuvent ressentir des effets positifs en utilisant des synergies d'huiles essentielles dans leur quotidien :

Témoignage 1 - Énergie Matinale : "Depuis que j'ai commencé à utiliser la synergie d'huiles essentielles pour l'énergie matinale, ma journée commence avec une toute nouvelle vigueur. Le mélange d'Orange douce, de Menthe poivrée et de Romarin à cinéole dans mon diffuseur me donne un coup de pouce naturel pour sortir du lit et aborder ma journée avec optimisme. Plus besoin de plusieurs tasses de café !"

Témoignage 2 - Relaxation au Bureau : "Je travaille dans un environnement stressant, mais depuis que j'ai commencé à utiliser la synergie d'huiles essentielles pour la détente au bureau, je me sens beaucoup plus calme et concentré. Quelques respirations profondes du mélange de Lavande sur mes poignets et quelques inhalations de Encens et Mandarine de mon inhalateur personnel m'aident à rester serein même dans les moments les plus chargés."

Témoignage 3 - Soulagement des Maux de Tête : "Je souffre de maux de tête fréquents, et les médicaments ne me soulagent pas toujours. Heureusement, j'ai découvert la synergie d'huiles essentielles pour le soulagement des maux de tête. Le mélange de Menthe poivrée, de Lavande et de Camomille romaine m'aide à apaiser la tension dans ma tête de manière naturelle. C'est devenu mon premier choix quand la douleur frappe."

Témoignage 4 - Nuits Paisibles : "Le sommeil était toujours difficile pour moi, mais depuis que j'ai commencé à utiliser la synergie d'huiles essentielles pour un sommeil paisible, mes nuits ont changé. Je diffuse le mélange de Camomille romaine, de Lavande et de Encens dans ma chambre chaque soir. Je m'endors plus rapidement et je me réveille plus reposé que jamais."

Témoignage 5 - Soutien Immunitaire Naturel : "Je suis souvent sujet aux rhumes et aux infections, mais depuis que j'utilise la synergie d'huiles essentielles pour le soutien immunitaire, je me sens plus résistant. Le mélange de Ravintsara, de Tea tree et de Citron m'aide à renforcer mon système immunitaire. Je l'applique chaque jour sur ma poitrine et je me sens mieux préparé à affronter les défis saisonniers."

Ces témoignages fictifs montrent comment les synergies d'huiles essentielles peuvent avoir des effets positifs sur différents aspects de la vie quotidienne, de l'énergie matinale à la relaxation, en passant par le soulagement des maux de tête et le soutien immunitaire. Les expériences individuelles peuvent varier, mais ces exemples illustrent comment les synergies d'huiles essentielles peuvent devenir une partie précieuse de la routine de bien-être.

<u>**Chapitre 11 : Vers une Approche Holistique**</u>

L'intégration des huiles essentielles dans un mode de vie sain

L'intégration des huiles essentielles dans un mode de vie sain peut apporter de nombreux bienfaits pour le bien-être physique, émotionnel et mental. Voici quelques conseils pour utiliser les huiles essentielles de manière holistique et équilibrée :

1. Éducation et Recherche : Apprenez autant que possible sur les huiles essentielles, leurs propriétés, leurs utilisations et leurs précautions. Faites des recherches auprès de sources fiables, de livres et de professionnels de l'aromathérapie.

2. Qualité des Huiles : Optez pour des huiles essentielles de haute qualité provenant de sources réputées. Les huiles essentielles pures et de qualité thérapeutique sont plus efficaces et sûres.

3. Utilisation Diluée : Lors de l'application topique, diluez toujours les huiles essentielles dans une huile de support appropriée pour éviter les irritations cutanées.

4. Diffusion Aromatique : Utilisez un diffuseur pour diffuser des huiles essentielles dans l'air de votre espace de vie. Choisissez des mélanges qui correspondent à vos besoins, comme la relaxation, la concentration ou la purification de l'air.

5. Bain Relaxant : Ajoutez quelques gouttes d'huiles essentielles à votre bain pour profiter d'un moment de détente. Les huiles essentielles telles que la lavande, la camomille et le bois de cèdre sont excellentes pour cela.

6. Inhalation Directe : Respirez profondément les huiles essentielles en les plaçant sur un mouchoir, un inhalateur personnel ou en les ajoutant à un bol d'eau chaude.

7. Soins de la Peau et des Cheveux : Ajoutez quelques gouttes d'huiles essentielles à vos produits de soins de la peau et de cheveux pour bénéficier de leurs propriétés. Par exemple, l'huile essentielle de tea tree pour les problèmes de peau ou le romarin pour stimuler le cuir chevelu.

8. Prévention et Soutien Immunitaire : Utilisez des synergies d'huiles essentielles pour renforcer votre système immunitaire, surtout pendant les saisons où les maladies sont fréquentes.

9. Gestion du Stress et des Émotions : Incorporez des huiles essentielles apaisantes dans votre routine quotidienne pour réduire le stress et favoriser l'équilibre émotionnel.
10. Personnalisation : Chaque personne réagit différemment aux huiles essentielles. Expérimentez et adaptez les mélanges en fonction de vos besoins et de vos préférences.

11. Consultation Médicale : Si vous avez des problèmes de santé, prenez des médicaments ou êtes enceinte, consultez un professionnel de la santé avant d'intégrer les huiles essentielles à votre routine.

12. Aromathérapie et Modes de Vie Sains : Les huiles essentielles ne sont qu'une partie d'un mode de vie sain. Associez-les à une alimentation équilibrée, à l'exercice physique régulier, au sommeil adéquat et à la gestion du stress pour des résultats optimaux.

L'intégration des huiles essentielles dans votre mode de vie sain peut améliorer votre bien-être global de manière naturelle. Cependant, il est important de les utiliser avec prudence, de faire des tests cutanés et de consulter un professionnel de la santé en cas de préoccupations spécifiques.

Combinaison avec d'autres pratiques telles que le yoga, la méditation, etc.

L'intégration des huiles essentielles avec d'autres pratiques de bien-être telles que le yoga, la méditation et d'autres techniques peut créer une expérience holistique et renforcer les effets bénéfiques de ces pratiques. Voici comment vous pouvez combiner les huiles essentielles avec d'autres activités pour maximiser votre bien-être :
1. Yoga :

Pré-Yoga : Appliquez une huile essentielle calmante comme la lavande sur vos poignets avant de commencer votre séance de yoga pour créer une ambiance apaisante.
Diffusion : Utilisez des huiles essentielles stimulantes telles que la menthe poivrée ou l'orange douce pour créer un environnement énergisant pendant vos séances de yoga.
Savasana : Utilisez des huiles essentielles relaxantes comme l'encens ou la camomille romaine pendant la relaxation finale (savasana) pour favoriser une expérience apaisante.

2. Méditation :
Diffusion Calmante : Diffusez des huiles essentielles relaxantes comme la lavande, l'encens ou la camomille romaine pendant votre séance de méditation pour créer une ambiance tranquille.
Inhalation Profonde : Inhaler doucement des huiles essentielles relaxantes avant de méditer peut aider à calmer l'esprit et à favoriser la concentration.
Huiles de Méditation : Créez un mélange d'huiles essentielles spécialement conçu pour la méditation, en combinant des huiles qui vous aident à vous centrer et à vous connecter spirituellement.

3. Relaxation Générale :
Bains Aromatiques : Ajoutez quelques gouttes d'huiles essentielles relaxantes à votre bain pour un moment de détente profonde après le yoga ou la méditation.
Massage Relaxant : Utilisez des huiles essentielles diluées pour un massage relaxant après une séance de yoga ou de méditation.
Sprays d'Ambiance : Créez un spray d'ambiance avec des huiles essentielles relaxantes pour rafraîchir votre espace de relaxation.

4. Moments de Transition :
Matin : Utilisez des huiles essentielles énergisantes comme le citron ou le romarin à cinéole pour vous aider à vous réveiller et à vous préparer pour la journée.
Fin de Journée : Utilisez des huiles essentielles relaxantes comme la lavande ou le bois de santal pour vous aider à vous détendre en fin de journée.
Avant le Coucher : Utilisez des huiles essentielles apaisantes comme la camomille romaine ou l'encens pour faciliter une nuit de sommeil paisible.

L'intégration des huiles essentielles avec le yoga, la méditation et d'autres pratiques de bien-être peut amplifier les effets de ces activités, vous aidant ainsi à vous sentir plus équilibré et centré. N'oubliez pas de choisir des huiles essentielles qui correspondent à vos besoins et à l'ambiance que vous souhaitez créer, et adaptez les mélanges en fonction de vos préférences personnelles.

Chapitre 12 : Astuces a faire chez soi

La fabrication de produits cosmétiques à base d'huiles essentielles nécessite de suivre des directives de sécurité et de dilution appropriées. Voici quelques recettes de produits cosmétiques simples que vous pouvez créer chez vous en utilisant des huiles essentielles :

1. Baume à Lèvres Hydratant :

Ingrédients :
1 cuillère à soupe de beurre de karité
1 cuillère à soupe d'huile de coco
5 gouttes d'huile essentielle de vanille
Instructions :
Faites fondre le beurre de karité et l'huile de coco au bain-marie.
Retirez du feu et ajoutez l'huile essentielle de vanille.
Mélangez bien et versez dans un petit pot. Laissez durcir.

2. Huile de Massage Relaxante :

Ingrédients :
30 ml d'huile de jojoba
5 gouttes d'huile essentielle de lavande
3 gouttes d'huile essentielle de bois de santal
Instructions :
Dans une bouteille en verre, mélangez l'huile de jojoba avec les huiles essentielles.
Fermez la bouteille et agitez doucement pour mélanger.
Utilisez comme huile de massage relaxante pour apaiser les tensions.

3. Vaporisateur Rafraîchissant pour le Visage :

Ingrédients :
60 ml d'eau de rose

10 gouttes d'huile essentielle de rose
5 gouttes d'huile essentielle de géranium
Instructions :
Dans un flacon vaporisateur, mélangez l'eau de rose avec les huiles essentielles.
Agitez bien avant chaque utilisation.
Vaporisez sur le visage pour une sensation de fraîcheur et d'hydratation.

4. Exfoliant Corporel au Sucre :

Ingrédients :
1/2 tasse de sucre brut
1/4 de tasse d'huile de noix de coco
10 gouttes d'huile essentielle d'orange douce
Instructions :
Mélangez le sucre brut avec l'huile de noix de coco fondue.
Ajoutez l'huile essentielle d'orange douce et mélangez bien.
Utilisez sous la douche en massant doucement sur la peau.

5. Masque Visage Purifiant à l'Argile :

Ingrédients :
1 cuillère à soupe d'argile verte
1 cuillère à soupe d'eau de rose
2 gouttes d'huile essentielle de tea tree
2 gouttes d'huile essentielle de lavande
Instructions :
Mélangez l'argile verte avec l'eau de rose pour obtenir une pâte.
Ajoutez les huiles essentielles et mélangez bien.
Appliquez le masque sur le visage, laissez agir pendant 10-15 minutes, puis rincez à l'eau tiède.

6. Baume pour Cuticules Nourrissant :

Ingrédients :
1 cuillère à soupe de beurre de cacao
1 cuillère à soupe d'huile d'amande douce
3 gouttes d'huile essentielle de citron
Instructions :
Faites fondre le beurre de cacao et l'huile d'amande douce au bain-marie.

Retirez du feu et ajoutez l'huile essentielle de citron.

Mélangez bien et versez dans un petit pot. Utilisez pour hydrater les cuticules.

7. Gel Aloe Vera Apaisant Après-Soleil :

Ingrédients :
1/4 de tasse de gel d'aloe vera
5 gouttes d'huile essentielle de lavande
3 gouttes d'huile essentielle de menthe poivrée
Instructions :
Dans un petit bol, mélangez le gel d'aloe vera avec les huiles essentielles.
Appliquez le gel sur la peau après une exposition au soleil pour apaiser et rafraîchir.

8. Crème Hydratante pour le Corps :

Ingrédients :
1/2 tasse de beurre de karité
2 cuillères à soupe d'huile de coco
10 gouttes d'huile essentielle de géranium
5 gouttes d'huile essentielle de bois de santal
Instructions :
Faites fondre le beurre de karité et l'huile de coco au bain-marie.
Retirez du feu et ajoutez les huiles essentielles.
Laissez refroidir légèrement, puis fouettez jusqu'à obtenir une texture légère.
Transférez dans un pot et utilisez comme crème hydratante pour le corps.

9. Baume à Barbe Naturel :

Ingrédients :
1 cuillère à soupe de beurre de karité
1 cuillère à soupe d'huile de jojoba
3 gouttes d'huile essentielle de cèdre
3 gouttes d'huile essentielle de bois de santal
Instructions :
Faites fondre le beurre de karité et l'huile de jojoba au bain-marie.
Retirez du feu et ajoutez les huiles essentielles.
Mélangez bien et versez dans un petit pot. Utilisez pour adoucir et nourrir la barbe.

N'oubliez pas d'étiqueter soigneusement vos produits faits maison avec les ingrédients utilisés et la date de fabrication. Si vous êtes novice dans la fabrication de produits cosmétiques, il est recommandé de suivre des recettes éprouvées et de consulter des ressources fiables pour garantir la sécurité et l'efficacité de vos produits.

Recettes de plats avec des huiles essentielles

Salade d'Été Rafraîchissante aux Agrumes

Cette salade légère et rafraîchissante est parfaite pour les journées chaudes d'été. Les huiles essentielles d'agrumes ajoutent une touche aromatique et dynamique aux saveurs déjà délicieuses des ingrédients frais.

Ingrédients :
1 concombre, coupé en tranches fines
2 oranges pelées à vif et coupées en segments
1 pamplemousse pelé à vif et coupé en segments
1 avocat mûr, coupé en dés
1/4 de tasse de menthe fraîche, hachée
2 cuillères à soupe d'huile d'olive extra vierge
1 goutte d'huile essentielle de citron
1 goutte d'huile essentielle de pamplemousse
Sel et poivre au goût

Instructions :
Dans un grand bol, mélangez les tranches de concombre, les segments d'orange et de pamplemousse, les dés d'avocat et la menthe fraîche hachée.
Dans un petit bol, mélangez l'huile d'olive, l'huile essentielle de citron et l'huile essentielle de pamplemousse. Remuez bien pour que les huiles essentielles soient bien incorporées.
Versez la vinaigrette aromatisée aux huiles essentielles sur la salade et mélangez délicatement pour enrober tous les ingrédients.
Assaisonnez la salade avec du sel et du poivre au goût.

Laissez la salade reposer au réfrigérateur pendant environ 15 minutes avant de la servir. Cela permettra aux saveurs de se mélanger et aux huiles essentielles de se diffuser dans la salade.

Servez la salade dans des assiettes individuelles et dégustez ce mélange délicieusement parfumé d'agrumes et de menthe.

Cette salade d'été aux agrumes est une excellente façon d'expérimenter les huiles essentielles en cuisine tout en ajoutant une dimension aromatique unique à vos plats.

Poulet Citron-Herbes aux Huiles Essentielles

Cette recette de poulet savoureux est rehaussée par les huiles essentielles de citron et d'herbes aromatiques. Les huiles essentielles ajoutent une touche de fraîcheur et de saveur aux filets de poulet tendres.

Ingrédients :
2 filets de poulet désossés et sans peau
Jus de 1 citron
Zeste de citron (optionnel)
2 cuillères à soupe d'huile d'olive
1 goutte d'huile essentielle de citron
1 goutte d'huile essentielle de romarin
1 goutte d'huile essentielle de thym
Sel et poivre au goût
Herbes fraîches (thym, romarin, persil) pour la garniture
Instructions :
Dans un bol, mélangez le jus de citron, le zeste de citron (si utilisé), l'huile d'olive et les huiles essentielles de citron, de romarin et de thym.
Placez les filets de poulet dans un plat peu profond et versez la marinade aux huiles essentielles sur les filets. Assurez-vous que les filets sont bien enrobés de marinade.
Couvrez le plat de poulet et laissez mariner au réfrigérateur pendant au moins 30 minutes (ou jusqu'à 2 heures) pour permettre aux saveurs de se développer.
Préchauffez le gril à feu moyen-élevé. Retirez les filets de poulet de la marinade et égouttez-les légèrement.

Assaisonnez les filets de poulet avec du sel et du poivre. Placez les filets sur le gril chaud et faites cuire pendant environ 6-8 minutes de chaque côté, ou jusqu'à ce qu'ils soient bien cuits et qu'ils atteignent une température interne de 75°C.

Retirez les filets de poulet du gril et laissez-les reposer pendant quelques minutes avant de les trancher.

Servez les filets de poulet tranchés avec une garniture d'herbes fraîches telles que le thym, le romarin et le persil.

Savourez ce poulet tendre et parfumé, imprégné des délicieuses notes d'agrumes et d'herbes aromatiques.

Note : Veillez à utiliser des huiles essentielles de haute qualité et spécifiquement destinées à la consommation interne. Une petite quantité d'huiles essentielles suffit pour parfumer le plat, donc utilisez-les avec parcimonie.

Smoothie Énergisant à la Menthe et à l'Orange

Ce smoothie rafraîchissant et revitalisant est idéal pour démarrer la journée avec énergie. Les huiles essentielles de menthe et d'orange ajoutent une saveur vive et stimulante à cette boisson saine.

Ingrédients :
1 banane mûre
1 orange, pelée et coupée en quartiers
1/2 tasse d'épinards frais
1 tasse de lait d'amande (ou autre lait végétal)
Quelques feuilles de menthe fraîche
1 goutte d'huile essentielle de menthe poivrée
1 goutte d'huile essentielle d'orange douce
Glace (facultatif)

Instructions :
Dans un mixeur, combinez la banane, les quartiers d'orange, les épinards frais, le lait d'amande et les feuilles de menthe.

Ajoutez une goutte d'huile essentielle de menthe poivrée et une goutte d'huile essentielle d'orange douce.

Ajoutez de la glace si vous le souhaitez pour un smoothie plus frais et épais.

Mixez tous les ingrédients jusqu'à obtenir un mélange lisse et crémeux.

Goûtez et ajustez les quantités d'huiles essentielles selon vos préférences personnelles. Les huiles essentielles sont très concentrées, alors commencez par une petite quantité et ajoutez-en davantage si nécessaire.

Versez le smoothie dans un verre et dégustez immédiatement pour profiter de sa fraîcheur et de son arôme vivifiant.

Note : Assurez-vous d'utiliser des huiles essentielles de qualité alimentaire spécifiquement destinées à la consommation interne. Les huiles essentielles de menthe poivrée et d'orange douce ajoutent une note de saveur vibrante à ce smoothie énergisant.

Ce smoothie est parfait pour les matins où vous avez besoin d'un coup de fouet naturel pour bien démarrer la journée. Les huiles essentielles de menthe poivrée et d'orange douce stimuleront vos sens tout en apportant une touche de vitalité à votre petit-déjeuner.

Pain d'Épices aux Huiles Essentielles

Ce pain d'épices moelleux et parfumé est une délicieuse gourmandise à déguster pendant les périodes festives ou à tout moment de l'année. Les huiles essentielles d'épices ajoutent une saveur chaleureuse et aromatique à ce dessert réconfortant.

Ingrédients :
2 tasses de farine tout usage
1/2 tasse de miel
1/2 tasse de lait (végétal ou ordinaire)
1/4 de tasse de beurre fondu
2 œufs
1 cuillère à café de bicarbonate de soude
1 cuillère à café de cannelle en poudre
1/2 cuillère à café de gingembre en poudre
1/4 de cuillère à café de clou de girofle en poudre
1/4 de cuillère à café de noix de muscade en poudre
1 goutte d'huile essentielle de cannelle
1 goutte d'huile essentielle de gingembre
1 goutte d'huile essentielle de clou de girofle
1 goutte d'huile essentielle de noix de muscade

Instructions :
Préchauffez le four à 180°C (350°F) et graissez un moule à pain.

Dans un grand bol, mélangez la farine, le bicarbonate de soude et les épices en poudre (cannelle, gingembre, clou de girofle et noix de muscade).

Dans un autre bol, fouettez les œufs, puis ajoutez le miel, le lait et le beurre fondu. Mélangez jusqu'à obtenir une consistance homogène.

Incorporez le mélange liquide aux ingrédients secs et mélangez jusqu'à ce que la pâte soit lisse.

Ajoutez ensuite une goutte d'huile essentielle de cannelle, une goutte d'huile essentielle de gingembre, une goutte d'huile essentielle de clou de girofle et une goutte d'huile essentielle de noix de muscade à la pâte. Mélangez bien pour répartir les huiles essentielles.

Versez la pâte dans le moule à pain préparé et lissez la surface.

Faites cuire au four pendant environ 40 à 45 minutes, ou jusqu'à ce qu'un cure-dent inséré au centre en ressorte propre.

Une fois cuit, sortez le pain d'épices du four et laissez-le refroidir légèrement avant de le démouler.

Tarte aux Pommes à la Cannelle et au Citron

Cette tarte aux pommes délicieusement parfumée combine la douceur des pommes avec les saveurs chaudes de la cannelle et la fraîcheur du citron. Les huiles essentielles de cannelle et de citron ajoutent une touche aromatique unique à ce dessert classique.

Ingrédients :
Pour la croûte :
1 pâte brisée prête à l'emploi ou faite maison
Pour la garniture :
4 à 5 pommes, pelées, épépinées et coupées en tranches fines
Jus et zeste d'un citron
1/4 de tasse de sucre (ajustez selon vos préférences)
1 cuillère à café de cannelle en poudre
1 goutte d'huile essentielle de cannelle
1 goutte d'huile essentielle de citron

Instructions :
Préchauffez le four à 190°C (375°F).
Abaissez la pâte brisée dans un moule à tarte préalablement graissé, en pressant doucement pour l'ajuster.
Dans un bol, mélangez les tranches de pommes, le jus et le zeste de citron, le sucre et la cannelle en poudre.

Ajoutez une goutte d'huile essentielle de cannelle et une goutte d'huile essentielle de citron au mélange de pommes. Remuez bien pour que les huiles essentielles se répartissent uniformément.

Versez le mélange de pommes dans la croûte de tarte préparée, en arrangeant les tranches de manière uniforme.

Pliez les bords de la croûte par-dessus les pommes pour former une bordure.

Enfournez la tarte au four préchauffé et faites cuire pendant environ 35 à 40 minutes, ou jusqu'à ce que la croûte soit dorée et les pommes tendres.

Retirez la tarte du four et laissez-la refroidir légèrement avant de la servir.

Servez la tarte aux pommes légèrement tiède, accompagnée d'une boule de glace à la vanille ou de crème fouettée, si désiré.

Chapitre 13 : Huiles Essentielles pour un Environnement Sain

Dans ce chapitre, nous explorerons comment les huiles essentielles peuvent contribuer à créer un environnement sain et agréable à la maison. Nous aborderons les moyens d'utiliser les huiles essentielles pour purifier l'air, éloigner les insectes, créer des produits de nettoyage naturels et parfumer l'espace.

1- **Purification de l'Air :** Découvrez comment les huiles essentielles telles que l'arbre à thé (tea tree), le citron, l'eucalyptus et la lavande peuvent être utilisées pour purifier l'air intérieur en éliminant les odeurs désagréables et en assainissant l'environnement.

2-**Éloignement des Insectes** : Apprenez quelles huiles essentielles, comme la citronnelle, la menthe poivrée et la lavande, peuvent repousser naturellement les insectes nuisibles sans l'utilisation de produits chimiques agressifs.

3-**Produits de Nettoyage Naturels** : Découvrez comment concocter vos propres produits de nettoyage naturels à base d'huiles essentielles. Des recettes pour des nettoyants multi-surfaces, des sprays désinfectants et des produits pour la lessive seront inclus.

4-**Diffuseurs et Parfums d'Intérieur :** Explorez les différentes méthodes de diffusion d'huiles essentielles pour créer une ambiance parfumée et apaisante chez vous. Apprenez à mélanger des huiles essentielles pour obtenir des parfums personnalisés.

5-Huiles Essentielles dans le Dressing : Découvrez comment utiliser les huiles essentielles pour éloigner les mitès et garder vos placards et tiroirs à l'abri des nuisibles, tout en laissant une odeur agréable.

6-Création de Bougies Aromatiques : Apprenez à fabriquer vos propres bougies parfumées aux huiles essentielles pour ajouter une touche de chaleur et de parfum naturel à votre maison.

7-Sprays d'Ambiance et de Sommeil : Découvrez comment créer des sprays d'ambiance relaxants pour favoriser la détente et le sommeil. Les huiles essentielles de lavande, de camomille et de bois de santal sont particulièrement utiles à cet égard.

Purification de l'Air avec les Huiles Essentielles

L'air que nous respirons à l'intérieur de nos maisons peut parfois être pollué par des allergènes, des odeurs indésirables et d'autres contaminants. Les huiles essentielles offrent une méthode naturelle et efficace pour purifier l'air, améliorer la qualité de l'air intérieur et créer une atmosphère fraîche et revitalisante. Dans cette section, nous explorerons différentes façons d'utiliser les huiles essentielles pour purifier l'air de votre domicile.

Méthodes de Purification de l'Air :

Diffusion : La diffusion d'huiles essentielles dans l'air est l'une des méthodes les plus courantes pour purifier l'air intérieur. Les huiles essentielles comme l'arbre à thé (tea tree), l'eucalyptus, la lavande et le citron sont réputées pour leurs propriétés purifiantes et antibactériennes. Utilisez un diffuseur d'huiles essentielles pour disperser ces arômes dans toute la pièce.

Sprays d'Ambiance : Préparez des sprays d'ambiance à base d'eau et d'huiles essentielles pour vaporiser dans les pièces de votre maison. Mélangez des huiles essentielles comme la lavande, le citron et le pin pour créer un spray purifiant qui laisse une agréable odeur.

Mélange à Vaporiser : Mélangez quelques gouttes d'huiles essentielles purifiantes dans un flacon vaporisateur avec de l'eau. Vaporisez légèrement cette solution dans l'air pour éliminer les odeurs et les particules en suspension.

Sachets d'Arôme : Créez des sachets d'arôme en remplissant des petits sacs en tissu avec des herbes séchées et des huiles essentielles purifiantes comme la menthe poivrée, le romarin et le thym. Placez-les dans des endroits stratégiques de votre maison pour diffuser une odeur fraîche.

Purification des Filtres : Ajoutez quelques gouttes d'huiles essentielles purifiantes sur les filtres de vos climatiseurs, humidificateurs ou purificateurs d'air. L'air qui passe à travers ces appareils sera ainsi agréablement parfumé et assaini.

Huiles Essentielles Recommandées :

Arbre à thé (tea tree) : Antibactérien et antifongique, idéal pour purifier l'air.
Eucalyptus : Possède des propriétés antivirales et antibactériennes pour une purification en profondeur.
Lavande : Apaise l'esprit tout en éliminant les odeurs désagréables.
Citron : Nettoie et rafraîchit l'air grâce à son parfum vif et purifiant.
Pin : Apporte une sensation de propreté et d'air frais.
Menthe poivrée : Rafraîchit l'air et aide à dégager les voies respiratoires.

Conseils :
Utilisez des huiles essentielles de qualité alimentaire et spécifiquement destinées à la consommation interne.
Soyez prudent avec les huiles essentielles si vous avez des animaux domestiques sensibles.
Utilisez les huiles essentielles avec parcimonie pour ne pas saturer l'air avec des arômes trop forts.
Expérimentez avec différents mélanges pour trouver celui qui convient le mieux à votre espace et à vos préférences olfactives.
Purifier l'air avec des huiles essentielles non seulement élimine les odeurs indésirables, mais crée également un environnement apaisant et revigorant pour vous et votre famille.

Éloignement des Insectes avec les Huiles Essentielles

Les insectes indésirables peuvent perturber votre espace de vie et votre tranquillité. Heureusement, les huiles essentielles offrent une solution naturelle pour éloigner les insectes de manière efficace tout en préservant un environnement sain. Dans cette section, nous explorons différentes huiles essentielles et méthodes pour repousser les insectes et maintenir votre maison à l'abri de leur intrusion.

Huiles Essentielles Répulsives :
Certaines huiles essentielles sont réputées pour leur capacité à éloigner les insectes en raison de leurs arômes puissants et de leurs propriétés répulsives.

Voici quelques-unes des huiles essentielles les plus efficaces pour cet usage :
Citronnelle : Répulsive contre les moustiques.
Menthe poivrée : Éloigne les insectes en raison de son parfum intense.
Lavande : Éloigne les moustiques et crée une ambiance apaisante.
Eucalyptus citronné : Répulsif naturel contre les moustiques.
Géranium : Éloigne les moustiques et autres insectes nuisibles.

Méthodes d'Utilisation :

Diffusion : Utilisez un diffuseur d'huiles essentielles pour diffuser les huiles répulsives dans l'air de votre maison, surtout dans les zones où les insectes sont plus présents.
Sprays Répulsifs : Préparez un spray répulsif en mélangeant quelques gouttes d'huiles essentielles répulsives avec de l'eau dans un flacon vaporisateur. Vaporisez cette solution autour des portes, fenêtres et autres points d'entrée.
Sachets Répulsifs : Remplissez des sachets en tissu avec des herbes séchées et des huiles essentielles répulsives. Placez-les dans les placards, tiroirs et autres endroits où les insectes peuvent se cacher.
Coupelles d'Arôme : Déposez quelques gouttes d'huiles essentielles répulsives sur des boules de coton ou des éponges, puis placez-les dans des coupelles dans les zones à protéger.

Mélange pour la Peau : Préparez un mélange d'huiles essentielles répulsives diluées dans une huile porteuse (comme l'huile de coco) pour appliquer sur la peau, éloignant ainsi les insectes lors de vos activités extérieures.
Conseils :
Utilisez des huiles essentielles de qualité alimentaire spécifiquement destinées à la consommation interne.
Évitez le contact direct des huiles essentielles non diluées avec la peau.
Testez toujours le mélange sur une petite zone de la peau pour vérifier toute réaction allergique.
Soyez vigilant avec les huiles essentielles en présence d'animaux domestiques, car certaines huiles peuvent être toxiques pour eux.
L'éloignement des insectes avec les huiles essentielles est une alternative naturelle et respectueuse de l'environnement aux produits chimiques agressifs. Vous pouvez ainsi profiter d'un espace de vie confortable et préservé des nuisances causées par les insectes.

Produits de Nettoyage Naturels aux Huiles Essentielles

Les produits de nettoyage conventionnels peuvent contenir des produits chimiques agressifs qui peuvent être nocifs pour la santé et l'environnement. Les huiles essentielles offrent une alternative naturelle et efficace pour créer vos propres produits de nettoyage maison. Dans cette section, nous explorons comment utiliser les huiles essentielles pour concocter des nettoyants multi-surfaces, des sprays désinfectants et des produits de lessive respectueux de la santé et de la planète.

Nettoyant Multi-Surfaces aux Huiles Essentielles :

Ingrédients :
1 tasse d'eau
1/4 de tasse de vinaigre blanc
10 à 15 gouttes d'huile essentielle de citron (ou autre huile de votre choix)
1 cuillère à soupe de bicarbonate de soude (pour les taches tenaces)
Instructions :
Mélangez l'eau et le vinaigre blanc dans un flacon vaporisateur.
Ajoutez les gouttes d'huile essentielle de citron et secouez bien pour mélanger.

Pour les taches tenaces, saupoudrez un peu de bicarbonate de soude sur la surface à nettoyer, vaporisez ensuite le mélange d'huiles essentielles et essuyez avec un chiffon propre.

Spray Désinfectant aux Huiles Essentielles :

Ingrédients :
1/2 tasse d'alcool isopropylique (70%)
1/2 tasse d'eau distillée
10 à 15 gouttes d'huile essentielle d'arbre à thé (tea tree)
5 à 10 gouttes d'huile essentielle de lavande
Instructions :
Dans un flacon vaporisateur, mélangez l'alcool isopropylique et l'eau distillée.
Ajoutez les gouttes d'huile essentielle d'arbre à thé et d'huile essentielle de lavande. Secouez bien.
Vaporisez ce spray désinfectant sur les surfaces que vous souhaitez désinfecter, puis essuyez avec un chiffon propre.
Lessive Naturelle aux Huiles Essentielles :
Ingrédients :
1 tasse de savon de Castille liquide (naturel et sans parfum)
1/2 tasse de vinaigre blanc
1/2 tasse de bicarbonate de soude
20 gouttes d'huile essentielle de lavande (ou autre huile de votre choix)
Instructions :
Dans une grande bouteille, mélangez le savon de Castille liquide, le vinaigre blanc et le bicarbonate de soude.
Ajoutez les gouttes d'huile essentielle de lavande et secouez bien pour mélanger.
Utilisez 1/4 à 1/2 tasse de ce mélange par charge de lessive, en fonction de la taille de la charge et de la saleté.
Conseils :
Les huiles essentielles comme le citron, la lavande, le citron vert, l'arbre à thé et l'eucalyptus sont idéales pour les produits de nettoyage.
Toujours tester les mélanges sur une petite surface avant une utilisation complète.

Étiquetez clairement vos produits de nettoyage maison pour éviter toute confusion.
Assurez-vous d'utiliser des huiles essentielles de qualité alimentaire spécifiquement destinées à la consommation interne.
En utilisant des produits de nettoyage naturels aux huiles essentielles, vous créez un environnement propre et sain tout en réduisant l'exposition aux produits chimiques nocifs. Ces nettoyants faits maison sont non seulement meilleurs pour votre santé, mais aussi pour la planète.

Diffuseurs et Parfums d'Intérieur aux Huiles Essentielles

Les diffuseurs d'huiles essentielles sont devenus un élément populaire pour créer une ambiance agréable et apaisante dans nos espaces de vie. Ils permettent de diffuser subtilement les arômes naturels des huiles essentielles, offrant ainsi un moyen efficace de parfumer et purifier l'air intérieur. Dans cette section, nous explorons les différents types de diffuseurs et les méthodes pour créer des parfums d'intérieur uniques à l'aide des huiles essentielles.

Types de Diffuseurs :

Diffuseurs Ultrasoniques : Ces diffuseurs utilisent de l'eau pour créer une fine brume qui transporte les huiles essentielles dans l'air. Ils sont également dotés d'un éclairage doux, créant ainsi une ambiance apaisante.
Diffuseurs à Chaleur Douce : Ces diffuseurs chauffent doucement les huiles essentielles, diffusant leur parfum dans l'air. Ils sont souvent compacts et idéaux pour de petits espaces.
Diffuseurs à Ventilation : Ils utilisent l'air pour diffuser les huiles essentielles à travers des tampons ou des disques. Ils sont portables et parfaits pour une utilisation en déplacement.
Diffuseurs à Nébulisation : Ces diffuseurs dispersent les huiles essentielles sous forme de fines gouttelettes, créant une diffusion intense et concentrée.

Méthodes de Création de Parfums d'Intérieur :

Mélanges Personnalisés : Mélangez vos huiles essentielles préférées pour créer des parfums d'intérieur uniques. Par exemple, mélangez de la lavande et de la bergamote pour une atmosphère relaxante.
Thèmes Aromatiques : Créez des thèmes olfactifs en fonction des saisons ou des occasions. Par exemple, mélangez des agrumes et de la menthe pour un parfum frais et revitalisant en été.

Parfums de Bienvenue : Utilisez des huiles essentielles accueillantes comme l'orange douce et le bois de cèdre pour créer une ambiance chaleureuse dans votre entrée.

Soutien Émotionnel : Utilisez des huiles essentielles comme la lavande et la camomille pour créer un environnement apaisant, idéal pour la relaxation et la méditation.

Conseils :

Utilisez des huiles essentielles de qualité alimentaire spécifiquement destinées à la consommation interne.

Suivez les instructions du fabricant du diffuseur pour un usage sûr et efficace.

Ne laissez pas le diffuseur en marche en permanence. Alternez pour éviter la saturation olfactive.

Ajustez le nombre de gouttes d'huiles essentielles en fonction de la taille de la pièce et de vos préférences olfactives.

Les diffuseurs et les parfums d'intérieur aux huiles essentielles offrent une manière élégante et naturelle de créer une atmosphère agréable dans votre maison. Que ce soit pour relaxer, énergiser ou simplement profiter de parfums agréables, les huiles essentielles peuvent transformer votre espace en un lieu de bien-être.

Utilisation des Huiles Essentielles dans le Dressing

Les huiles essentielles ne sont pas seulement utiles pour améliorer l'ambiance de votre maison, elles peuvent également être employées pour garder vos vêtements et votre dressing frais et exempts d'insectes indésirables. Dans cette section, nous explorerons comment utiliser les huiles essentielles pour protéger vos vêtements, éloigner les mites et créer un dressing agréablement parfumé.

Sachets Aromatiques pour le Dressing :
Les sachets aromatiques sont une façon naturelle et efficace d'éloigner les mites tout en parfumant vos vêtements et votre dressing.

Ingrédients :
Sachets en tissu (coton ou lin)
Herbes séchées (lavande, romarin, thym)
5 à 10 gouttes d'huile essentielle de cèdre

Instructions :
Remplissez les sachets en tissu avec les herbes séchées de votre choix. Ajoutez
5 à 10 gouttes d'huile essentielle de cèdre sur les herbes.
Fermez les sachets en tissu de manière sécurisée.
Placez les sachets dans les tiroirs, les étagères et les placards de votre dressing.
Ils aideront à éloigner les mites tout en laissant une agréable odeur.

Mélange de Spray pour le Dressing :
Un spray à base d'huiles essentielles peut être utilisé pour parfumer vos
vêtements et rafraîchir l'air dans votre dressing.

Ingrédients :
1/2 tasse d'eau distillée
10 gouttes d'huile essentielle de lavande
5 gouttes d'huile essentielle de bois de cèdre

Instructions :
Dans un flacon vaporisateur, mélangez l'eau distillée, l'huile essentielle de
lavande et l'huile essentielle de bois de cèdre.
Secouez bien pour mélanger les ingrédients.
Vaporisez légèrement vos vêtements et l'intérieur de votre dressing pour créer
une agréable atmosphère.
Conseils :
Utilisez des huiles essentielles de qualité alimentaire spécifiquement destinées
à la consommation interne.

Les huiles essentielles de cèdre, de lavande, de romarin et de thym sont
particulièrement efficaces pour éloigner les mites.
Assurez-vous que les sachets en tissu sont bien fermés pour éviter que les
herbes s'éparpillent.

Les huiles essentielles de cèdre sont connues pour leurs propriétés répulsives
contre les insectes nuisibles et les mites.
En intégrant les huiles essentielles dans votre dressing, vous pouvez préserver
vos vêtements tout en créant un environnement agréable et rafraîchissant. Les
arômes naturels des huiles essentielles ajouteront une touche spéciale à vos
habits tout en éloignant les nuisibles.

Création de Bougies Aromatiques aux Huiles Essentielles

Les bougies aromatiques offrent une ambiance chaleureuse et parfumée à n'importe quel espace. En utilisant des huiles essentielles, vous pouvez créer vos propres bougies naturelles, évitant ainsi les produits chimiques et les parfums synthétiques des bougies commerciales. Dans cette section, nous explorerons comment fabriquer vos propres bougies aromatiques en utilisant des huiles essentielles et des ingrédients naturels.

Ingrédients et Matériaux :
Cire de soja ou de colza (cire naturelle)
Mèches de bougie en coton
Huiles essentielles de votre choix
Colorants naturels (facultatif)
Récipients en verre ou en métal pour bougies
Colle chaude (pour fixer les mèches)
Bâtonnet en bois ou crayon (pour maintenir la mèche en place)
Thermomètre de cuisine

Instructions :
Faites fondre la cire de soja ou de colza dans un récipient résistant à la chaleur à feu doux. Utilisez un thermomètre pour surveiller la température de la cire (environ 160-180°F ou 70-80°C).
Une fois la cire fondue, retirez-la du feu et laissez-la refroidir légèrement.
Ajoutez quelques gouttes d'huiles essentielles de votre choix (environ 10-20 gouttes par tasse de cire) et mélangez bien.
Si vous souhaitez colorer vos bougies, ajoutez des colorants naturels (comme de la poudre de curcuma pour le jaune) à la cire fondue. Mélangez jusqu'à obtenir la couleur désirée.
Fixez la mèche de bougie au fond du récipient en verre ou en métal à l'aide de colle chaude. Utilisez le bâtonnet en bois ou le crayon pour maintenir la mèche en place pendant que la colle sèche.
Versez lentement la cire parfumée dans le récipient, en laissant environ 1/2 pouce (1,3 cm) d'espace en haut.
Laissez les bougies refroidir et durcir pendant plusieurs heures.
Une fois les bougies complètement refroidies, coupez la mèche à la longueur souhaitée (environ 1/4 de pouce ou 0,6 cm au-dessus de la surface de la cire).
Allumez vos bougies aromatiques et profitez de leur doux parfum.
Conseils :

Utilisez des huiles essentielles de qualité alimentaire spécifiquement destinées à la consommation interne.

Expérimentez avec différentes combinaisons d'huiles essentielles pour créer des parfums uniques.

Évitez d'ajouter trop d'huiles essentielles, car cela peut affecter la combustion de la bougie.

Assurez-vous de fabriquer les bougies dans un espace bien ventilé et en suivant les consignes de sécurité.

La création de bougies aromatiques aux huiles essentielles vous permet de personnaliser votre espace avec des parfums naturels et apaisants. Ces bougies non seulement embaumeront votre maison d'un doux arôme, mais contribueront également à une atmosphère relaxante et chaleureuse.

Création de Sprays d'Ambiance et de Sommeil aux Huiles Essentielles

Les sprays d'ambiance et de sommeil aux huiles essentielles sont une manière efficace et agréable d'ajouter de la fraîcheur à vos espaces tout en favorisant la détente et le sommeil. Dans cette section, nous vous guiderons pour créer vos propres sprays d'ambiance et de sommeil personnalisés à partir d'huiles essentielles.

Spray d'Ambiance aux Huiles Essentielles :
Ingrédients :
1/2 tasse d'eau distillée
1/2 tasse d'alcool à friction (70%)
15 à 20 gouttes d'huiles essentielles de votre choix (comme lavande, orange douce, eucalyptus)
Instructions :
Dans un flacon vaporisateur, mélangez l'eau distillée et l'alcool à friction.
Ajoutez les gouttes d'huiles essentielles de votre choix. Vous pouvez créer des mélanges d'huiles pour obtenir le parfum désiré.
Secouez bien le flacon pour mélanger les ingrédients.
Vaporisez ce spray d'ambiance dans l'air pour rafraîchir l'atmosphère de vos pièces.

Spray de Sommeil aux Huiles Essentielles :
Ingrédients :
1/2 tasse d'eau distillée
1/2 tasse d'hydrolat de lavande (eau florale)
15 à 20 gouttes d'huiles essentielles de lavande et de camomille

Instructions :
Dans un flacon vaporisateur, mélangez l'eau distillée et l'hydrolat de lavande.
Ajoutez les gouttes d'huiles essentielles de lavande et de camomille, connues
pour leurs propriétés relaxantes.
Secouez bien le flacon pour mélanger les ingrédients.
Vaporisez ce spray de sommeil sur votre literie et dans votre chambre avant le
coucher pour créer une atmosphère apaisante.

Conseils :
Utilisez des huiles essentielles de qualité alimentaire spécifiquement destinées
à la consommation interne.
Personnalisez vos mélanges d'huiles essentielles en fonction de vos préférences
olfactives et de l'effet souhaité (détente, énergie, concentration, etc.).
Agitez le flacon avant chaque utilisation pour mélanger les huiles essentielles
avec les liquides.
Évitez de vaporiser directement sur la peau ou les yeux.
Faites un test de réaction allergique en vaporisant un peu de spray sur votre
poignet avant une utilisation complète.
Les sprays d'ambiance et de sommeil aux huiles essentielles sont des outils
simples mais efficaces pour créer des environnements olfactifs agréables et
favoriser un sommeil réparateur. Avec les bonnes combinaisons d'huiles
essentielles, vous pouvez améliorer votre bien-être au quotidien.

Chapitre 14 : Ressources et Références

Liste de livres, sites web et experts en aromathérapie
Voici quelques suggestions de livres, sites web et experts en aromathérapie qui
peuvent vous aider à approfondir vos connaissances et votre compréhension de
l'utilisation des huiles essentielles :
Livres sur l'Aromathérapie :
"L'aromathérapie exactement" par Pierre Franchomme et Danièle Festy
"L'aromathérapie énergétique" par Lydia Bosson
"L'aromathérapie - Se soigner par les huiles essentielles" par Dominique
Baudoux
"L'aromathérapie : Se soigner par les huiles essentielles" par Nelly Grosjean

"Guide pratique d'aromathérapie chez l'animal de compagnie" par Isabelle
Calkins
Sites Web Utiles :
AromaWeb - www.aromaweb.com
Tisserand Institute - www.tisserandinstitute.org
Aromahead Institute - www.aromahead.com
Aromazone - www.aroma-zone.com
La Compagnie des Sens - www.compagnie-des-sens.fr
Experts en Aromathérapie :
Robert Tisserand - Auteur renommé et éducateur en aromathérapie, fondateur
de Tisserand Institute.
André Bitsas - Expert en aromathérapie, conférencier et auteur de nombreux
ouvrages sur le sujet.
Danièle Festy - Pharmacienne et auteure de livres populaires sur
l'aromathérapie.
Dominique Baudoux - Fondateur d'Pranarôm et auteur de livres sur
l'aromathérapie.
Lydia Bosson - Aromatologue et auteure de livres axés sur l'aromathérapie
énergétique.
N'oubliez pas de vérifier la crédibilité et les qualifications des sources que vous
consultez, car l'aromathérapie est une discipline sérieuse qui nécessite des
connaissances précises. Lorsque vous explorez des sites web et lisez des livres,
recherchez des informations basées sur des recherches et des expériences
pratiques.

Chapitre 15: Glossaire

Tableau récapitulatif des huiles essentielles et de leurs propriétés

Voici un tableau récapitulatif des huiles essentielles courantes et de leurs
propriétés. Veuillez noter que les propriétés peuvent varier en fonction de la
source et de la qualité des huiles essentielles. Assurez-vous de faire des
recherches supplémentaires pour obtenir des informations précises et à jour.

Huile Essentielle	Propriétés Principales	Utilisations
Lavande	Apaisante, Antiseptique, Relaxante	Stress, Insomnie, Brûlures, Irritations
Menthe Poivrée	Rafraîchissante, Stimulante	Maux de tête, Nausées, Fatigue

Huile Essentielle	Propriétés Principales	Utilisations
Eucalyptus	Décongestion, Antiseptique	Rhumes, Congestion, Douleurs musculaires
Citron	Revitalisante, Antiseptique	Énergie, Nettoyage, Soutien immunitaire
Tea Tree	Antifongique, Antiseptique	Acné, Infections cutanées, Immunité
Encens	Calmante, Spirituelle	Méditation, Anxiété, Cicatrisation
Camomille Romaine	Relaxante, Anti-inflammatoire	Stress, Anxiété, Douleurs musculaires
Romarin	Stimulante, Concentration	Fatigue mentale, Douleurs articulaires
Ylang-Ylang	Aphrodisiaque, Équilibrante	Anxiété, Insomnie, Équilibre émotionnel
Bois de Santal	Apaisante, Antiseptique	Méditation, Peau sèche, Inflammations

Ce tableau vous donne un aperçu des propriétés et des utilisations de certaines huiles essentielles. Assurez-vous de faire des recherches plus approfondies pour obtenir des informations spécifiques à chaque huile essentielle, ainsi que des conseils sur la dilution, les modes d'application et les précautions.

Définitions des termes clés liés aux huiles essentielles et à l'aromathérapie

Voici des définitions des termes clés liés aux huiles essentielles et à l'aromathérapie :
-Huile Essentielle : Une huile essentielle est une substance aromatique concentrée extraite des parties odorantes des plantes, telles que les feuilles, les fleurs, les écorces, les racines et les fruits. Elle contient les composés aromatiques actifs de la plante.
-Aromathérapie : L'aromathérapie est une discipline qui utilise les huiles essentielles extraites de plantes pour améliorer la santé et le bien-être. Elle implique l'utilisation des huiles essentielles par voie topique, aromatique ou parfois par ingestion, sous la supervision d'un professionnel qualifié.
-Synergie : Une synergie d'huiles essentielles est un mélange spécifique de différentes huiles essentielles qui travaillent ensemble pour créer des effets plus puissants et équilibrés que chacune ne le ferait seule.

-Voie Topique : L'application topique consiste à appliquer les huiles essentielles diluées sur la peau. Les huiles essentielles sont souvent mélangées avec une huile de support pour éviter les irritations.

-Diffusion Aromatique : La diffusion aromatique implique la dispersion des molécules aromatiques des huiles essentielles dans l'air en utilisant un - diffuseur. Cela crée une ambiance parfumée dans l'environnement.

-Inhalation : L'inhalation consiste à respirer directement les arômes des huiles essentielles. Cela peut se faire en inhalant directement de l'huile depuis un flacon, en utilisant un inhalateur personnel ou en ajoutant des huiles essentielles à un bol d'eau chaude.

-Hydrolat : Aussi appelée eau florale, un hydrolat est un sous-produit du processus de distillation des huiles essentielles. Il contient une faible concentration d'huiles essentielles et est souvent utilisé en cosmétique et en soins de la peau.

-Dilution : La dilution implique la dilution d'huiles essentielles dans une huile de support, telle que l'huile de jojoba, l'huile d'amande douce ou l'huile de noix de coco. Cela réduit la concentration d'huiles essentielles et minimise le risque d'irritation.

-Huile de Support : Une huile de support est une huile végétale utilisée pour diluer les huiles essentielles avant l'application sur la peau. Elle aide à transporter les huiles essentielles et à prévenir les irritations.

-Huile Végétale : Les huiles végétales sont des huiles extraites de graines, de noix ou d'autres parties de plantes. Elles sont utilisées comme huiles de support dans l'application des huiles essentielles, ainsi que pour les soins de la peau et des cheveux.

-Réaction Adverse : Une réaction adverse se produit lorsque l'utilisation d'une huile essentielle provoque une réaction indésirable, telle qu'une irritation de la peau, des démangeaisons ou des rougeurs.

-Toxicité : La toxicité fait référence à la capacité d'une huile essentielle à causer des dommages à l'organisme lorsqu'elle est utilisée de manière excessive ou inappropriée.

-Patch Test : Un patch test consiste à appliquer une petite quantité d'huile essentielle diluée sur une petite zone de peau pour vérifier s'il y a une réaction allergique ou une irritation.

-Note Aromatique : Les huiles essentielles sont classées en notes aromatiques en fonction de leur vitesse d'évaporation. Les notes de tête sont les plus légères, suivies des notes de cœur et des notes de fond, qui sont les plus persistantes.

-Chémotype : Le chémotype fait référence à la variabilité biochimique d'une plante en fonction de facteurs tels que la région de croissance et les conditions environnementales. Différents chémotypes d'une même plante peuvent avoir des propriétés différentes.

-H.E.B.B.D. : L'acronyme H.E.B.B.D. signifie "Huile Essentielle Botaniquement et Biochimiquement Définie". Cela garantit que l'huile essentielle est correctement identifiée par sa composition chimique et son origine botanique. Ces termes clés sont importants pour comprendre les principes fondamentaux de l'aromathérapie et l'utilisation sécuritaire et efficace des huiles essentielles.